글로벌 시대 영어로 진료하기

Speaking English in Hospital

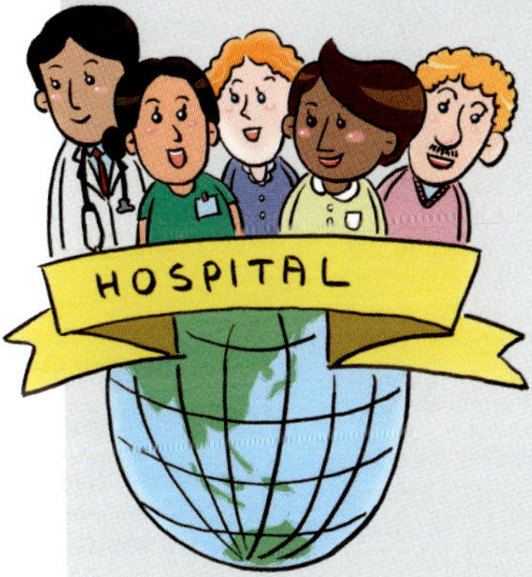

이은지, 안윤정, 안지현
박지현, 김보경 지음

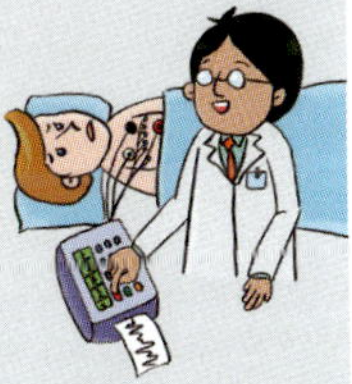

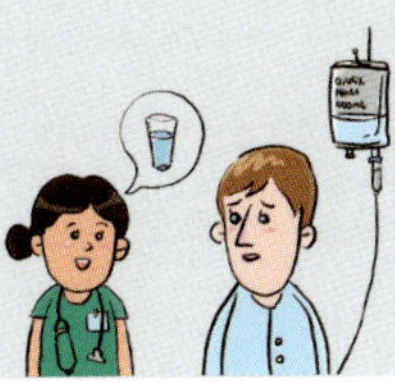

군자출판사

글로벌 시대

영어로 진료하기

Speaking English in Hospital

첫째판 1쇄 인쇄 | 2015년 9월 18일
첫째판 1쇄 발행 | 2015년 9월 25일
첫째판 2쇄 발행 | 2018년 7월 5일

지 은 이 이은지, 안윤정, 안지현, 박지현, 김보경
발 행 인 장주연
출판기획 김도성
편집디자인 조원배
표지디자인 김재욱
일러스트 군자일러스트부
발 행 처 군자출판사(주)
등록 제4-139호(1991. 6. 24)
본사(10881) **파주출판단지** 경기도 파주시 회동길 338(서패동 474-1)
전화(031) 943-1888 팩스(031) 955-9545
홈페이지 | www.koonja.co.kr

ISBN 978-89-6278-354-4
정가 15,000원

글로벌 시대
영어로
진료하기

이은지, 안윤정, 안지현
박지현, 김보경 지음

저자 소개

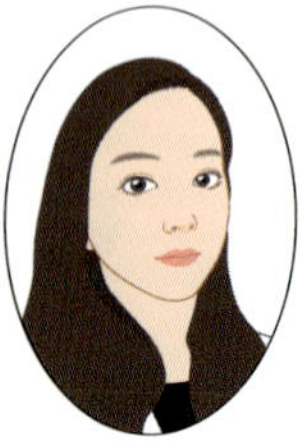

이은지

Carius Dental Clinic에 근무 중이며 치의학 석사이다. 다년간 마이덴티 평생교육원에서 메디컬 영어수업을 진행하였다. 한양여자대학교, 동남보건대학교, 신한대학교 등에서 메디컬영어를 가르쳐왔다. 저서로 '이것이 진짜 치과영어다', '치과영어 A to Z', '한 권으로 마스터하는 치과영어'가 있다.

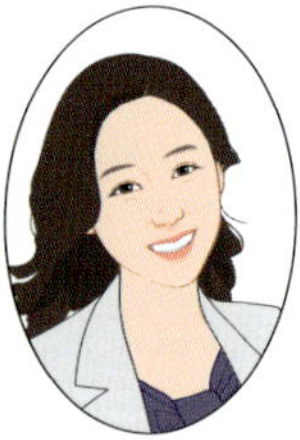

안윤정(Anne teacher)

국제학교 입학, 글로벌 교육정보, 유학, 영어교육 분야 전문가로 활동 중이다. 한양대학교 영어영문학과를 나와 캐나다에서 Early Childhood Education Teacher Training 과정과 국제영어교사(TESOL) 과정을 마쳤고, 싱가포르 정부공인 교육전문가(SES)로 활동하였다. 저서로 '국제학교 입학가이드', '국제학교 입학문제집(How to Prepare for the International School Entrance Exam)'등이 있다.

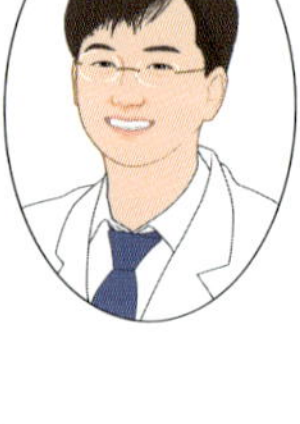

안지현

중앙대학교병원 내과 교수를 거쳐 (재)한국의학연구소 내과 과장으로 있다. 의학박사이자 언론학석사이며 여러 언론과 방송에서 의학칼럼니스트로 활동하고 있다. 대한검진의학회, 대한노인의학회, 대한임상순환기학회에서 이사를 맡고 있다. 저서로 '건강검진 사용 설명서', '한눈에 알 수 있는 내과학'등이 있다.

박지현(Jinny Jihyun Park)

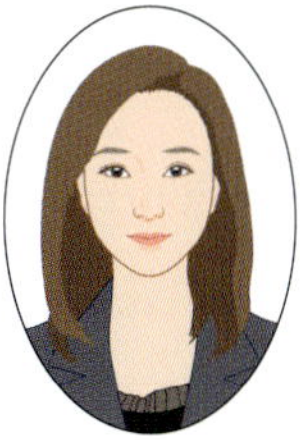

삼일회계법인 PwC에서 Health Industry 컨설팅을 하고 있다. 미국 콜럼비아대학교에서 의료정책·경영학석사를 취득하였다. 미국과 한국에서 15년 이상 의료기관 경영진단·경영전략, 병원 마스터플랜 수립, 연구역량강화 컨설팅, 제약사 신제품의 시장진출 자문, 투자유치 전략 컨설팅을 하고 있다. 의료정책서인 'Asian American Communities and Health: Context, Research, Policy, and Action'의 저술에 참여하였다.

김보경

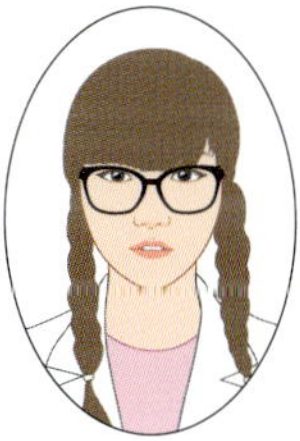

연세대학교 원주의과대학 간호학과 연구강사로 있다. 간호학박사이며 하와이 CAPE 간호학생 연수에서 Merit Award를 받았다. 중앙대학교 세계문화체험단 자격으로 영국 런던 치매요양시설을 방문하였다. 중앙대학교병원 글로벌 서포터로 외국인 교수, 학생, 환자를 안내하였다. 병원 낙상예방 포스터, 안전캐릭터 배지, 대한골대사학회의 골다공증 교육책자의 일러스트를 맡았다.

추천사

대한민국 대표 영어강사 **이보영 선생님**

영어가 가장 아쉬울 때는 언제일까? 병원처럼 위급하고 절실한 상황이 수없이 연출되는 곳에서 환자들뿐 아니라 이들에게 신속하게 전문적인 도움을 제공해야 하는 의료진 역시 외국인 환자와의 소통이 잘 안 된다면 안타깝기는 마찬가지일 것이다.

그렇기 때문에 의료계 종사자를 위해 제대로 만든 영어회화 표현집의 등장은 실로 글로벌화가 무엇인지 피부로 느끼게 한다.

다양한 상황에 적절하게 사용될 수 있는 기본적인 표현들이 한눈에 알아보기 쉽게 정리되어 있어 그동안 답답했지만 어디 딱히 도움을 청할 곳이 마땅치 않았던 의료계 종사자에게 단비와도 같은 존재가 되기에 손색이 없다.

뻔뻔한 영철영어 저자 만능 예능인 김영철

난 어디서나 영어를 잘 하고 싶다. 특히 해외여행 갈 때는 공항, 호텔, 식당, 길거리 어디서든 영어를 뽐내고 싶다. 문득 이런 생각을 해 봤다. 여행하다 아파서 병원을 가면 어떡하지? 상상만 해도 끔찍하다. 나의 증상들, 언제부터 아팠고 부위 설명은 어떻게 하지? 그리고 주사도 맞아야 한다면... 이걸 어떻게 설명하라고! 그렇다고 안 아프기만 바랄 수도 없고...

이제 됐다. 내가 딱 원하는 그런 책이 나왔다. 이젠 해외에 가면 일부러라도, 아니 안 아파도 병원에 가려고 한다. 이 표현 다 써먹으려고, 하하하. 그리고 가끔 외국인 환자를 만나 어떻게 해야 하나 하는 의사, 간호사분들도 이 책이면 이젠 손짓 발짓 안 해도 된다.

영어공부를 하다 보면 몰랐던 문장, 새로운 표현, 처음 들어본 단어를 듣고 공부하며 내 실력이 한 단계 더 오르는 것을 느끼는데 이 책을 통해 한 단계 더 업그레이드 될 내 영어실력을 기대해도 좋겠다.

머리말

진료를 받거나 한국어를 배우기 위해 우리나라를 찾는 외국인이 많아졌습니다. 불과 몇 년 사이 병의원에서 외국인 환자를 만나는 것이 흔한 일이 되었습니다. 이미 비슷한 유형의 책들이 있지만 좀 더 휴대가 간편하고 실제 현장에서 바로 도움이 되는 내용을 담기 위해 다듬다보니 출간까지 많은 시간이 걸렸습니다.

이 책에 영어는 물론이고 특별히 다양한 언어권 환자를 위해 간단한 표현을 함께 넣었습니다. 가까이 두고 인사말이라도 익혀 활용하면 외국인 환자에게 따뜻한 마음이 전달될 것입니다. 영어(Ryan Hungerford, 김근서), 독일어(Paul Sunwoo Baek), 일본어(박경희), 중국어(강민경, 정욱현), 러시아어(이상일), 베트남어(전형준) 등 꼼꼼히 검토해 주신 분들께 깊이 감사드립니다. 힘껏 격려해 주시고 응원해 주신 이보영 선생님과 개그맨 김영철 님께도 감사의 말씀을 전합니다.

이 책이 여러분의 가운과 책상에서 외국인 환자를 맞아주기를 기대합니다.

저자 드림

차례

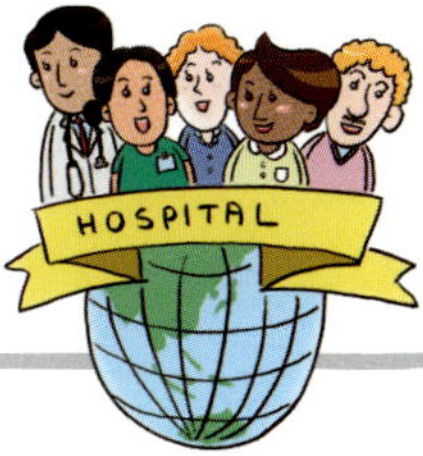

글로벌 시대
영어로 진료하기

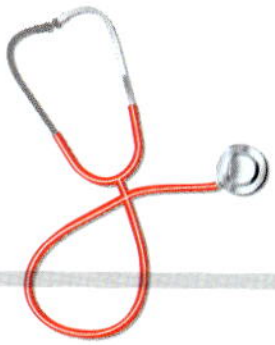

1 In the Emergency Center / Intensive Care Unit (ICU)

응급실/중환자실

1. Reception of Patients / 환자 응대

Chapter 1 Chapter 2 Chapter 3 Chapter 4

Key Expressions

ⓐ 무엇을 도와드릴까요?

- How can I help you?
- How may I help you?
- What can I help you with?

ⓑ 곧 도와드리겠습니다.

- I'll be with you shortly.
- I'll help you right away.
- Let me help you.

ⓒ 접수 양식을 작성해 주시겠어요?

- Please, fill out this registration form.
- Could you fill out this form please?

ⓓ ~이 있습니까?

- Do you have National Health Insurance in Korea?
  국민의료보험이 있습니까?
- Do you have your foreigner* registration card?
  외국인 등록증이 있습니까?

Tip

Foreigner 대신에 alien이란 용어는 이민국에서 사용하는 용어로 한국에 있는 원어민들이 가장 듣기 싫어하는 표현 중의 하나입니다. 불법체류자 신분의 외국인 노동자를 의미합니다.

'아프다'라는 표현에서 pain 앞에는 관사 'a'를 붙이지 않습니다. 그러나 관용적으로 특정 형용사를 동반할 때는 'a'를 붙이기도 합니다.
예를 들어, I had a sharp pain.

Dialogue #1.

응급실 입구에서

At the Entrance of Emergency Center

STAFF 직원 How can I help you?
어떻게 오셨습니까?

PATIENT 환자 I have chest pain. I'd like to see a doctor.
가슴이 아파서요. 진찰을 받고 싶은데요.

STAFF 직원 I see. Could you take a ticket from the queuing machine and wait for your number?
알겠습니다. 대기표 발급기에서 번호를 뽑으신 후 기다려 주시겠습니까?

I'll be with you shortly.
곧 도와드리겠습니다.

PATIENT 환자 Thank you.
고맙습니다.

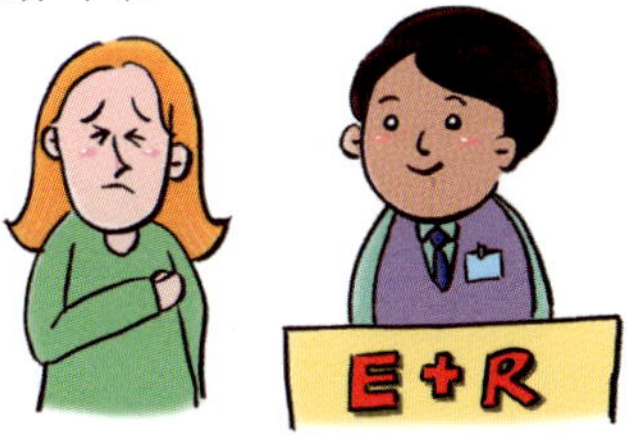

queuing machine 번호표 발급기 / shortly 곧

Dialogue #2.

응급실 접수/수납

At the Reception Desk of Emergency Center

STAFF How may I help you?
직원 무엇을 도와드릴까요?

PATIENT I' d like to see a doctor.
환자 진료를 받고 싶은데요.

STAFF (Showing the registration form) Could you fill out this (registration) form, please.
직원 (접수 종이를 보여주며) 접수 양식을 작성해 주시기 바랍니다.

PATIENT (Handing back the form) Here you are.
환자 (서류를 건네주며) 여기 있습니다.

STAFF May I have your foreigner card, please?
직원 외국인 등록증도 주시겠어요?

PATIENT Oh, I see.
환자 아, 네.

fill out 기입하다 / foreigner registration card 외국인 등록증

응급실 접수/수납

At the Reception Desk of Emergency Center

STAFF 직원 Thank you. And do you have National Health Insurance in Korea?
고맙습니다. 국민의료보험이 있으세요?

PATIENT 환자 Yes, I have.
네, 있습니다.

STAFF 직원 Let me check that for you. Okay, it's done. A nurse will lead you to the ER.
확인해 보겠습니다. 자, 다 됐습니다.
간호사가 응급실로 안내해 드릴 겁니다.

PATIENT 환자 Thank you.
고맙습니다.

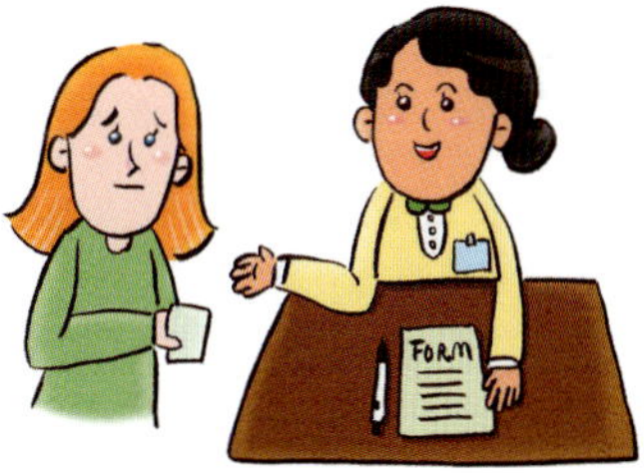

National Health Insurance 국민의료보험

Dialogue #2-1.

환자가 의료보험이 없는 경우

Patient without National Health Insurance

STAFF 직원 Do you have National Health Insurance in Korea?

국민의료보험이 있으세요?

PATIENT 환자 No, I have private health insurance instead.

아니요, 대신에 사보험이 있는데요.

STAFF 직원 You will have to cover all of your medical expenses if you don't have National Health Insurance.

국민의료보험이 없으신 경우 의료비 전액을 환자 분께서 부담하셔야 합니다.

PATIENT 환자 I'm aware of that. I can file the insurance claim form afterwards.

알고 있습니다. 나중에 보험회사에 청구하면 됩니다.

private health insurance 사보험 / file 청구하다

환자가 의료보험이 없는 경우

Patient without National Health Insurance

STAFF **직원** I see. If you need documents for your insurance claim, please ask the nurse before you leave the ER.

네, 만약 보험회사에 제출해야 하는 서류가 있으면 응급실에서 퇴원하기 전 간호사에게 말씀해 주세요.

PATIENT **환자** Okay, thank you.

네, 고맙습니다.

1 In the Emergency Center / Intensive Care Unit (ICU)

응급실/중환자실

2. Patient's symptom/status check / 환자의 증상 · 상태 확인

Key Expressions

ⓐ 어디가 불편하세요?

- What seems to be a problem?
- Do you have any medical concerns?
- Where does it hurt?

ⓑ 증상(통증)이 언제부터 나타나기 시작했습니까?

- Could you please tell me when you started having this symptom?
- When did the symptom begin?
- When did the pain start?

ⓒ 전에도 ~한 적 있습니까?

- Have you had it before?
- Have you had the same symtoms before?

환자의 증상 묻기

Asking patient's symptoms

NURSE 간호사 What seems to be the problem?
어디가 불편하세요?

PATIENT 환자 I have chest pain.
가슴이 아파서요.

NURSE 간호사 (After checking the vital signs) Could you please tell me when you started having this pain?
(활력징후를 확인한 후) 증상이 언제 나타나기 시작하셨죠?

PATIENT 환자 I suddenly felt pain in the chest while exercising.
운동을 하다가 갑자기 아프기 시작했어요.

NURSE 간호사 Do you still feel pain?
지금도 증상이 있으십니까?

Dialogue #1.

환자의 증상 묻기

Asking patient's symptoms

PATIENT 환자 No, it was severe for about 5 minutes and now has gotten a little better.

아니요, 한 5분 동안 심하게 아팠는데 지금은 조금 나아진 것 같아요.

NURSE 간호사 Have you had this kind of chest pain before?

전에도 이렇게 가슴이 아픈 적이 있으세요?

PATIENT 환자 Yes, I' ve had it while walking up stairs or during vigorous exercise.

네, 계단을 오르거나 격렬한 운동을 할 때 간혹 그랬어요.

NURSE 간호사 Can you describe the pain? Is it like a dull, sharp, or stabbing pain?

어떤 통증인지 설명해 주실 수 있어요? 예를 들어 묵직하게 아픈지, 찌르는 듯 하거나, 아니면 칼로 도려내는 것 같은지요?

dull pain 묵직한 통증 / sharp pain 날카로운 통증 / stabbing pain 칼로 찌르는 듯한 통증

환자의 증상 묻기

Asking patient's symptoms

PATIENT 환자 I had a squeezing pain under my left rib. I thought I was going to die.
왼쪽 갈비뼈 아래 쪽이 꽉 조이는 것 같았어요. 정말 죽을 것 같았어요.

NURSE 간호사 Did you feel any radiating pain that spreads out to your neck, shoulder, or back?
목이나 어깨, 또는 등쪽으로 통증이 뻗혔나요?

PATIENT 환자 I think my back hurt, too.
등도 아팠던 것 같아요.

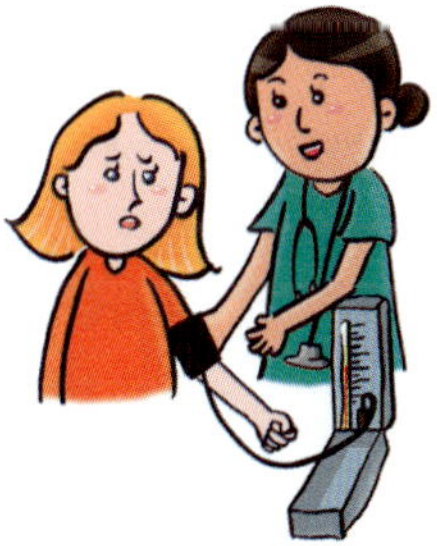

squeezing pain 조이는 통증 / radiating pain 방사하는 (뻗히는) 통증

Dialogue #2.

환자의 증상 묻기 II

Asking patient's symptoms II

NURSE 간호사 How can I help you?
무엇을 도와드릴까요?

PATIENT 환자 I fell and my ankle hurts a lot.
넘어졌는데 발목이 너무 아파요.

NURSE 간호사 (After checking the vital signs) Do you have pain other than in your ankle?
(활력징후를 확인한 후) 발목 말고 다른 곳은 괜찮으세요?

PATIENT 환자 Not really. I just twisted my right ankle.
네, 그냥 오른쪽 발목을 삐었어요.

NURSE 간호사 Please, fill out this form before seeing a doctor.
의사를 만나기 전에 이 양식을 기입해 주시겠습니까?

환자의 증상 묻기 II

Asking patient's symptoms II

PATIENT What is this?
환자 이게 뭔가요?

NURSE It's a questionnaire about your current
간호사 health condition.
현재의 건강 상태에 대한 문진표입니다.

PATIENT Here you are.
환자 여기 있습니다.

NURSE Thank you. Please, lie down on this bed.
간호사 A doctor will see you shortly.
고맙습니다. 침대에 누워보시겠어요? 의사가 방문할 겁니다.

PATIENT Sure. Thanks.
환자 네, 고맙습니다.

questionnaire 설문지, 문진표

Dialogue #3.

환자의 증상 묻기 III

Asking patient's symptoms III

NURSE 간호사 Hello, Ms. Olsen. Could you please come with me to the counter right next to the hospital beds?

안녕하세요, Olsen님. 병상 옆에 있는 카운터로 저를 따라 오시겠습니까?

PATIENT 환자 Okay.

네.

NURSE 간호사 Could you please explain where you got injured?

어떻게 다치셨는지 설명해 주시겠어요?

환자의 증상 묻기 III

Asking patient's symptoms III

PATIENT 환자 Half an hour ago, a taxi cab hit me while I was walking on a crosswalk. The taxi driver slowed down immediately before he hit me, but the force was enough to knock me down to the ground. I had no serious bleeding, only had a few scratches here and there, and I didn' t black out.

1시간 반 전에 한 택시가 횡단보도를 건너고 있넌 서를 들이 반았어요. 택시가 급히 속도를 줄이기는 했지만 부딪힐 때 땅바닥에 떨어질 정도로 빠른 속도였습니다. 심한 출혈은 없었고 여기 저기 긁혔어요. 의식을 잃은 것도 아니고요.

NURSE 간호사 Thank you for your explanation. Could you rest on bed number 12? Your doctor will see you soon.

설명해 주셔서 고맙습니다. 12번 침대에서 쉬고 계시겠어요? 의사가 곧 방문할 겁니다.

crosswalk 횡단보도 / slow down 속도를 줄이다 / knock down 차가 사람을 치다 / black out 의식을 잃다

Dialogue #3.

환자의 증상 묻기 III

Asking patient's symptoms III

PATIENT Where is number 12?

환자 12번이 어디인데요?

NURSE It's on the right hand side.

간호사 오른쪽에 있습니다.

PATIENT Ah, I see.

환자 아, 네.

1 In the Emergency Center / Intensive Care Unit (ICU)

응급실/중환자실

3. Patient' s medical history / 환자의 병력 파악

Key Expressions

ⓐ Have you previously been treated for + 질병

- Have you previously been treated for diabetes?

  당뇨병으로 치료를 받으신 적이 있습니까?

- Have you previously been treated for hypertension?

  고혈압으로 치료를 받으신 적이 있습니까?

ⓑ 수술을 받으신 적이 있으세요?

- Have you ever had surgery?
- Have you had surgery recently within 2 years?

  최근 2년간 수술을 받으신 적이 있습니까?

ⓒ 알레르기가 있습니까?

- Do you have any allergies?
- Are you allergic to + 명사

Dialogue #1.

환자의 병력 파악

Medical History

NURSE 간호사 Have you previously been treated for hypertension, heart disease, liver disease, or lung disease?

과거에 고혈압, 심장질환, 간질환 또는 폐질환으로 치료 받으신 적이 있습니까?

PATIENT 환자 Yes, I' ve been taking hypertension medications.

네, 고혈압 약을 복용하고 있습니다.

NURSE 간호사 Have you ever had surgery?

전에 수술을 받으신 적이 있습니까?

PATIENT 환자 I got my appendix taken out 10 years ago, but I haven' t had any other operations.

10년 전 충수돌기 수술을 받은 것 말고는 없어요.

NURSE 간호사 Do you have any food or drug allergies?

음식이나 약물에 알레르기가 있습니까?

환자의 병력 파악

Medical History

PATIENT 환자

I' m allergic to shrimp, oysters, and certain antibiotics.

새우와 굴에 알레르기가 있고 어떤 항생제에 알레르기가 있어요.

NURSE 간호사

I' ll take note of that. Your attending doctor is coming in a few minutes. Please, wait.

적어두겠습니다. 주치의가 방문할 테니 기다려 주세요.

PATIENT 환자

Thank you.

고맙습니다.

1

In the Emergency Center / Intensive Care Unit (ICU)

응급실/중환자실

4. During the Examination / 환자 진찰

Key Expressions

ⓐ I am going to / We need to + 동사 + 검사 (~한 검사를 하겠습니다.)

- I am going to / We need to give you an ECG (electrocardiography).

심전도 검사를 하겠습니다.

- I am going to / We need to take your blood sample.

혈액을 채취하겠습니다.

- I am going to / We need to take your chest X-ray.

가슴 X선 촬영을 하겠습니다.

ⓑ It's positively necessary to + 동사 (~가 반드시 필요하다.)

- It's absolutely necessary to do additional tests.
  추가 검사가 반드시 필요합니다.

- It's absolutely necessary to perform a brain CT (computed tomography).
  뇌 CT 촬영이 반드시 필요합니다.

ⓒ Could you describe~? (~을 표현할 수 있으세요?)

- Could you describe the intensity of the chest discomfort?
  가슴 통증이 어느 정도인지 표현할 수 있으세요?

- Could you describe how bad it is?
  얼마나 아픈지 표현할 수 있으세요?

1 In the Emergency Center / Intensive Care Unit (ICU)

응급실/중환자실

ⓓ We can explain~ (저희가 설명해 드릴 수 있습니다.)

- We can explain further when the blood test results come.

  혈액검사 결과가 나오면 자세히 설명해 드릴 수 있습니다.

- We can explain what procedure you need after performing the ultrasonography.

  초음파 검사 후 어떤 처치가 필요한지 설명해 드릴 수 있습니다.

검사 중 / 병상 I

During the Examination / On the Bed I

NURSE 간호사 Please, lie on the bed. Your attending doctor will come and see you.
침대에 누워보세요. 곧 주치의가 와서 진찰할 겁니다.

PATIENT 환자 Okay. Thank you.
네, 고맙습니다.

DOCTOR 의사 Hello, Mr. Murray. I'm Dr. Kim. I've heard you have chest pain.
안녕하세요, Murray님. 저는 Dr. Kim이라고 합니다. 가슴에 통증이 있으시다고요.

PATIENT 환자 Yes, that's correct.
네, 맞아요.

DOCTOR 의사 Let me perform an ECG first.
우선 심전도 검사를 하겠습니다.

Dialogue #1.

검사 중 / 병상 I

During the Examination / On the Bed I

PATIENT 환자 How does it look like?

어떻습니까?

DOCTOR 의사 Well, the ECG results don't seem to indicate any serious problem.

심전도에는 특별한 이상이 없습니다.

PATIENT 환자 May I go home then?

그러면 집에 가도 되나요?

DOCTOR 의사 I'm afraid not. In order to appropriately evaluate your condition, we still need to do additional tests, such as blood tests and X-rays.

아니요. 정확한 진단을 위해 혈액검사나 X-선 촬영 등 다른 검사를 해 봐야할 것 같습니다.

PATIENT 환자 Doctor, I'm afraid of needles. Is it necessary to do blood tests?

선생님, 저는 주사바늘이 겁이 나는데 혈액검사 안 하면 안 되나요?

검사 중 / 병상 I

During the Examination / On the Bed I

DOCTOR 의사 I' m sorry, but chest pain may represent a serious health problem. It' s absolutely necessary to take additional tests.

죄송하지만 가슴이 아프면 건강에 심각한 문제가 있을 수 있으니 추가 검사를 반드시 받으셔야 합니다.

PATIENT 환자 Hmm. I see. Then let' s start the testing now, please.

음. 알겠습니다. 그러면 지금 검사해 주세요.

DOCTOR 의사 Okay, I' m going to order and perform the testing right away.

네, 처방을 내고 바로 검사하겠습니다.

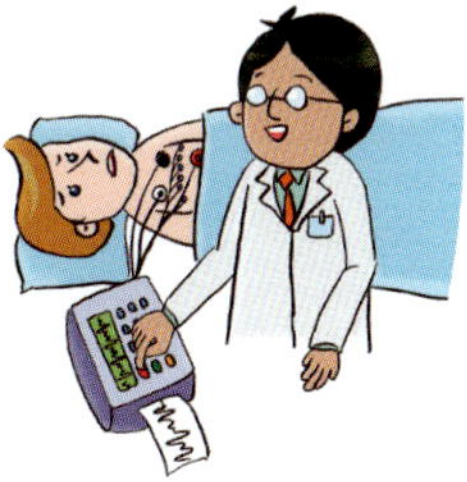

represent ~을 나타내다 / right away 지금, 당장

Dialogue #2.

검사 중 / 병상 II

During the Examination / On the Bed II

DOCTOR Are you feeling the pain here?

의사 여기가 아프세요?

PATIENT Yes, exactly there. It' s so painful.

환자 네, 거기 맞아요. 너무 아파요.

DOCTOR Do you have any other injuries?

의사 다른 부위를 다치지는 않으셨고요?

PATIENT No, it' s just there, the right ankle.

환자 네, 거기 오른쪽 발목만 다쳤어요

DOCTOR Let' s take on X-ray to check for any fractures.

의사 골절이 있는지 X선 촬영을 할게요.

PATIENT I see.

환자 알겠습니다.

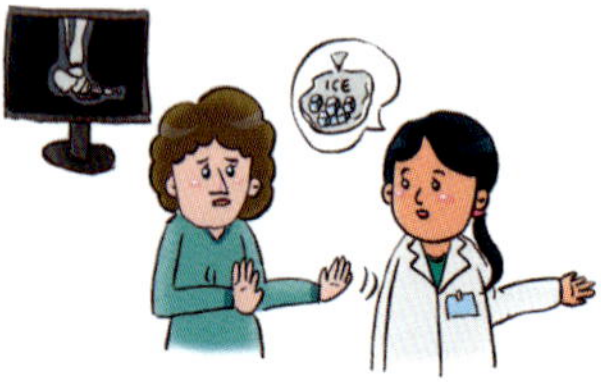

injury 부상 / fracture 골절

Dialogue #3.

교통사고 환자의 검사

Examination for a Patient with a Car Accident

DOCTOR Hello, Ms. Olsen. I'm Dr. Choi.

의사 안녕하세요, Olsen님. 저는 Dr. Choi입니다.

PATIENT Hi, how are you?

환자 안녕하세요?

DOCTOR I've reviewed the details you provided about the accident, and I'd like to ask you a few more questions to make an accurate diagnosis.

의사 사고에 관한 설명을 잘 들었습니다. 환자 분 상태를 정확히 진단하기 위해 몇 가지를 더 여쭙고 싶은데요.

PATIENT All right. Go ahead.

환자 네, 그러세요.

DOCTOR Did you feel any back pain or have any difficulty standing up after you were knocked down to the ground?

의사 바닥에 넘어졌을 때 등이 아프시거나 일어나기 힘들지는 않으셨나요?

Dialogue #3.

교통사고 환자의 검사

Examination for a Patient with a Car Accident

PATIENT 환자 I felt slight pain in my leg, but I thought it was a simple muscle injury.

다리가 좀 아프긴 했지만 단순한 근육통 같았어요.

DOCTOR 의사 Did you hit your head? Or did you feel any dizziness after the accident?

머리를 부딪히셨나요? 아니면 사고 후 어지러우셨나요?

PATIENT 환자 I didn' t hit my head, but I was too frightened to remember anything.

머리는 부딪히지 않았고요. 너무 놀라서 기억이 나지 않아요.

DOCTOR 의사 It' s okay. Let me examine your eyes and assess your balance and coordination. Please, stay still and keep your eyes open.

네, 이제 눈과 균형감각을 검사해 보겠습니다. 가만히 눈을 뜨고 계세요.

Dialogue #3.

교통사고 환자의 검사

Examination for a Patient with a Car Accident

PATIENT 환자 Like this?
이렇게요?

DOCTOR 의사 Yes, you're doing very well. It seems your eyes respond well. Can you stand up and walk in a straight line?
네, 잘 하고 계십니다. 눈은 정상적으로 반응하네요. 일어나서 일자로 걸으실 수 있겠습니까?

PATIENT 환자 Okay.
네.

DOCTOR 의사 Great. Now can you close your eyes and stretch out your arms to the sky?
좋습니다. 이제 눈을 감고 팔을 하늘로 쫙 펴보시겠어요?

PATIENT 환자 Like this?
이렇게요?

Dialogue #3.

교통사고 환자의 검사

Examination for a Patient with a Car Accident

DOCTOR 의사 Good. I don't see any injuries to your brain or nervous system. Now I'll take a CT scan to evaluate for possible bone fractures. A nurse will guide you to the CT room.

네, 뇌나 신경에 손상은 없어 보입니다. 이제 CT 촬영을 해서 뼈 손상 여부를 확인하겠습니다. 간호사가 CT실로 모셔다 드릴 겁니다.

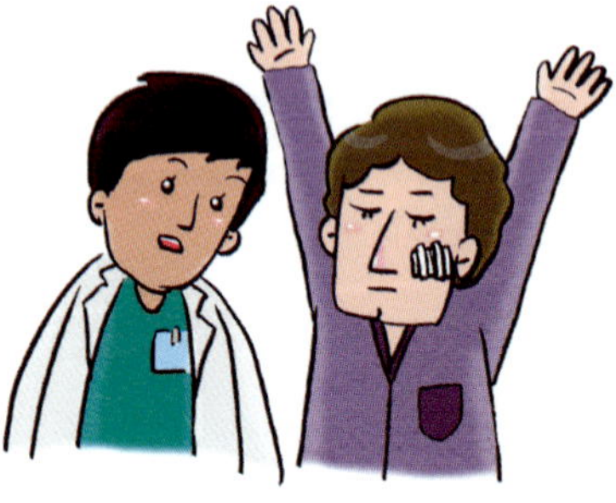

Dialogue #4.

반복되는 통증 호소

Complaint about Recurrent Pain

PATIENT 환자 (While lying on a bed) Excuse me. I suddenly feel some chest pain.

(침대에 누워있다가) 여기요. 갑자기 가슴이 답답해져요.

NURSE 간호사 Is this chest pain similar to the recent pain? On a scale of 1 to 10, with 1 being no pain and 10 being complete agony, how do you rate your chest pain?

아까처럼 가슴이 다시 아프세요? 전혀 안 아플 때를 1점, 가장 심하게 아플 때를 10점이고 하면 지금 통증은 몇 점 정도 되세요?

PATIENT 환자 I think it' s around 8.

한 8점 정도 되는 것 같아요.

NURSE 간호사 I' ll call Dr. Kim. Please, wait a second.

Dr. Kim을 다시 불러드릴게요. 잠시 기다려주세요.

similar to ~와 비슷하다

Dialogue #4.

반복되는 통증 호소

Complaint about Recurrent Pain

DOCTOR 의사

Do you feel pain in your chest again? We'll give you another ECG and compare with the previous one.

가슴이 다시 아프세요? 이전 심전도와 비교하기 위해 심전도를 다시 찍겠습니다.

NURSE 간호사

Mr. Murray, let me give you medicines that Dr. Kim prescribed.

Murray님, Dr. Kim이 처방한 약을 드리겠습니다.

PATIENT 환자

Okay, I see.

네, 알겠습니다.

반복되는 통증 호소

Complaint about Recurrent Pain

NURSE 간호사 I' ll also provide you with a pill that needs to dissolve in your mouth. I' ll come back in five minutes to re-evaluate your chest pain. (5 min later)

그리고 약을 하나 드릴텐데 녹여서 드시는 약이고 드신 후 5분 있다가 다시 통증이 어느 정도인지 평가하겠습니다. (5분 후)

DOCTOR 의사 Could you rank your chest pain now? (= How would you score your chest pain now?)

지금 통증은 몇 점 정도인지 얘기해 주시겠어요?

PATIENT 환자 The pain has decreased by half after taking the medicine.

그 약을 먹고 통증이 반 정도로 줄었어요.

Dialogue #4.

반복되는 통증 호소

Complaint about Recurrent Pain

DOCTOR 의사 I recommend you to remain resting in bed to make sure your condition doesn' t get worse.

환자 분 상태로 볼 때 침대에서 안정을 취하셔야 할 것 같습니다.

PATIENT 환자 How's my condition?

제 상태가 어떤가요?

DOCTOR 의사 We can explain to you further when the blood test results come. Another doctor will visit you with the results.

혈액검사 결과가 나오면 자세히 말씀드릴 수 있겠습니다. 결과가 나오면 의사가 환자 분을 방문할 겁니다.

PATIENT 환자 I see. Thank you, doctor.

알겠습니다. 고맙습니다, 선생님.

X선 촬영 I

Taking X-ray I

Radiologist 방사선사 May I have your name, please?
성함이 어떻게 되세요?

PATIENT 환자 Bill Murray.
Bill Murray인데요.

Radiologist 방사선사 We' re going to take a chest X-ray. Could you change into a gown?
가슴 X선 촬영을 하겠습니다. 환자복으로 갈아 입으시겠어요?

PATIENT 환자 I see.
네.

---

change into 옷을 갈아입다

Dialogue #1.

X선 촬영 I

Taking X-ray I

Radiologist 방사선사 Please, stand in front of this machine. Can you breathe in and out deeply? Now please breathe in and hold your breath. Okay, we're done. You may return to the ER. Thank you.

이 기계 앞에 서세요. 숨을 크게 들이마셨다가 내쉬어 보시겠어요? 자, 이제 깊이 들이마시고 숨을 참으세요. 네, 검사가 끝났습니다. 응급실로 돌아가시면 됩니다. 고맙습니다.

PATIENT 환자 Thank you.

고맙습니다.

breathe in 숨을 들이마시다 / breathe out 숨을 내쉬다 / hold one's breath 숨을 참다

Dialogue #2.

X선 촬영 II

Taking X-ray II

Radiologist Can I have your name, please?
방사선사 성함이 어떻게 되세요?

PATIENT Judy Smith
환자 Judy Smith 인데요.

Radiologist Okay, Ms. Smith. Let me take an X-ray of your right ankle.
방사선사 네, Smith님. 오른쪽 발목 X선 촬영을 하겠습니다.

PATIENT I see.
환자 네.

Radiologist Please, have a seat here. Let me position your ankle. Thank you. We will direct you back to the ER.
방사선사 여기 앉으세요. 제가 발목을 위치시키겠습니다. 자, 다 됐습니다. 응급실로 다시 돌아가셔도 됩니다.

---

position ~을 위치시키다

Dialogue #2.

X선 촬영 II

Taking X-ray II

PATIENT Thank you.

환자 고맙습니다.

CT 촬영

Taking CT Scan

NURSE 간호사 Please, have a seat over here. A technician inside the room will call your name when it's ready.

여기 앉으세요. 촬영이 준비되면 안쪽의 기사가 환자 분 이름을 호명할 겁니다.

TECHNICIAN 기사 Ms. Olson, please come inside. Would you mind removing any belongings from your pockets?

Olson님, 안쪽으로 들어오세요. 수머니에 있는 소지품을 꺼내 주시겠어요?

PATIENT 환자 Okay.

네.

belongings 소지품

Dialogue #3.

CT 촬영

Taking CT Scan

TECHNICIAN 기사 Please, lie on the bed and keep still during the examination. We'll do a CT scan of your pelvis and legs.

누우시고 검사 도중에 움직이지 마세요.
골반과 다리 부분을 촬영할 겁니다.

PATIENT 환자 I see.

네.

TECHNICIAN 기사 All right. It's done. Please, go back to the ER. Your doctor will be with you soon.

자, 다 됐습니다. 응급실로 돌아가세요.
의사가 곧 방문할 겁니다.

PATIENT 환자 Thank you.

고맙습니다.

pelvis 골반

1 In the Emergency Center / Intensive Care Unit (ICU)

응급실/중환자실

7. When the Test Results Come Out / 검사결과

Key Expressions

ⓐ ~병이 있습니다.

- You have high cholesterol.
  콜레스테롤 수치가 높습니다.
- You have diabetes.
  당뇨병이 있습니다.
- Do you have high blood pressure?
  고혈압이 있으세요?

ⓑ (반드시) ~하셔야 합니다.

- You have to take your chest X-ray.
  가슴 X선 촬영을 하셔야 합니다.
- You must take medicine for that.
  약을 꼭 드셔야 합니다.
- You have to get a consultation before getting an operation.
  수술 전 상담을 받으셔야 합니다.

Dialogue #1.

검사 결과 설명 I

Test Result Explanation I

DOCTOR 의사 Hello, Mr. Murray. I' m Dr. Choi, a physician.

안녕하세요, Murray님. 저는 Dr. Choi입니다.

PATIENT 환자 Hi.

안녕하세요.

DOCTOR 의사 I believe you have unstable angina. For this condition, you should be transferred to the intensive care unit. Also, additional examinations and careful observation are needed.

환자 분은 현재 불안정형 협심증이 의심됩니다. 지금 상태로는 중환자실에 입원해 며칠간 추가 검사를 받으며 집중 관찰을 해야 합니다.

angina 협심증 / intensive care unit 중환자실

검사 결과 설명 I
Test Result Explanation I

PATIENT 환자 I have no symptoms now. I' m fine. I think I can go home.
지금은 아무 증상이 없어요. 괜찮아요. 집에 갈 수 있을 것 같은데요.

DOCTOR 의사 You might not feel any symptoms for now because of the medication you took in the ER. You have to stay in the ICU.
지금 증상이 없으신 것은 응급실에서 투약한 약 때문입니다. 반드시 중환자실에 입원해야 하는 상태입니다.

PATIENT 환자 Okay. What should I do for hospitalization?
네, 입원하려면 어떻게 해야 하나요?

DOCTOR 의사 Please, sign this consent form that allows you to be admitted to the intensive care unit.
중환자실 입원 시 이 동의서에 서명해 주세요.

hospitalization 입원 / consent form 동의서

Dialogue #1.

검사 결과 설명 I

Test Result Explanation I

PATIENT How long do I need to stay in the ICU?

환자 중환자실에 얼마나 있어야 하죠?

DOCTOR We will observe you carefully in the ICU first. If your condition has improved, you will be transferred to the general ward.

의사 일단 중환자실에서 경과를 관찰하겠습니다. 상태가 좋아지면 일반병실로 옮겨드리겠습니다.

PATIENT I see. Thanks.

환자 알겠습니다. 고맙습니다.

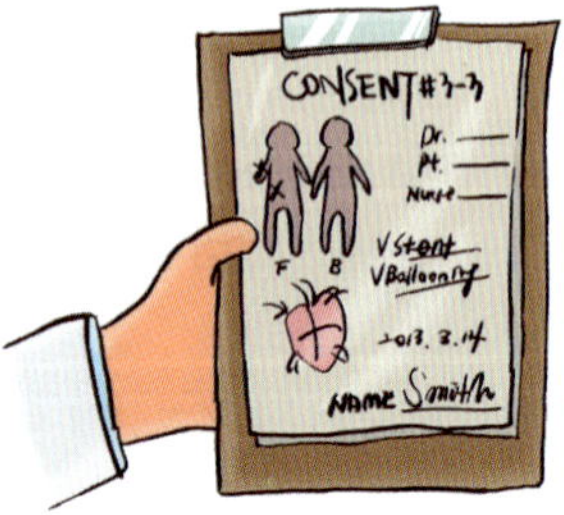

general ward 일반병동

검사 결과 설명 II

Test Result Explanation II

DOCTOR 의사 The X-ray findings are back. Fortunately, you did not fracture your ankle.

X선 촬영 결과가 나왔습니다. 다행히 골절은 없네요.

PATIENT 환자 Thank God. That's a relief!

아, 정말 다행이에요.

DOCTOR 의사 Yes, it is. But you sprained your ankle. You should stay off your right foot for a while. You will need a splint for it.

네, 하지만 발목을 삐어서 오른발은 사용하지 않는 것이 좋습니다. 오른발에 부목을 대야 합니다.

PATIENT 환자 I think I don't need a splint. I'll just leave.

아니요, 부목은 필요없을 것 같아요. 그냥 갈래요.

sprain 염좌

Dialogue #2.

검사 결과 설명 II

Test Result Explanation II

DOCTOR 의사 Okay, but you should avoid using your right foot as much as possible. It would be helpful to apply an ice pack on the ankle to reduce swelling.

그러면 오른발은 최대한 사용하지 마세요. 얼음찜질을 하면 부기가 가라앉는데 도움이 됩니다.

PATIENT 환자 I got it, doctor.

네, 선생님.

DOCTOR 의사 I' m going to prescribe a muscle relaxant and a pain killer. Okay, it' s done. You may leave now.

근육이완제와 진통제를 처방해 드리겠습니다. 자, 됐습니다. 이제 가셔도 됩니다.

검사 결과 설명 II

Test Result Explanation II

NURSE 간호사 You can get a prescription at the reception desk and submit it at a nearby pharmacy to receive medications.

접수 창구에서 처방전 받으시고 근처 약국에서 약을 받으세요.

PATIENT 환자 Okay. Thank you.

네, 고맙습니다.

Dialogue #3.

검사 결과 설명 III

Test Result Explanation III

DOCTOR 의사 According to your CT, there are slight fractures in your pelvis.
CT를 보니 골반에 약간 금이 갔습니다.

PATIENT 환자 Do I need surgery?
수술해야 하나요?

DOCTOR 의사 Fortunately, you don't need surgery for that. It will heal by itself.
다행히 수술까지는 필요하지 않습니다.
저절로 나을 겁니다.

PATIENT 환자 Oh, that's a relief.
아, 정말 다행이에요.

heal by itself 저절로 낫다

검사 결과 설명 III

Test Result Explanation III

DOCTOR However, You still need to be extra careful. Do not lift heavy objects or run too fast.
I'll write you a prescription for anti-inflammatory and pain relievers.

의사 하지만 주의하셔야 합니다. 무거운 것을 들지 마시고 빨리 뛰지 마세요. 소염진통제를 처방해 드리겠습니다.

PATIENT Okay.

환자 네.

pain reliever 진통제

1 In the Emergency Center / Intensive Care Unit (ICU)

응급실/중환자실

8. At the Reception for Hospitalization / 입원 수속

Key Expressions

ⓐ ~을 말씀해 주시겠어요?

- Could you tell me your address?
  주소를 말씀해 주시겠어요?
- Could you tell me your blood type?*
  혈액형을 말씀해 주시겠어요?
- Could you tell me the medicine you've been taking?
  복용하고 계신 약을 말씀해 주시겠어요?

ⓑ I hope you get better soon.

빨리 쾌유하시기 바랍니다.

*** Tip**

Blood type

한국과 달리 서양인들은 본인의 혈액형을 모르는 경우가 많습니다.

입원 수속 설명

Explanation of Hospitalization

RECEPTIONIST 접수직원 Excuse me sir, a doctor has decided you need to be hospitalized and we need your guardian's consent for that. Could you tell me your guardian's phone number I can reach?

실례지만 의사가 입원 결정을 했는데 보호자 동의가 필요합니다. 보호자 분 연락처를 알려주실 수 있으세요?

PATIENT 환자 Please, call my wife. The number is 010-1234-5678.

제 아내에게 연락바랍니다. 번호가 010-1234-5678 입니다.

guardian 보호자 (참고로 spouse는 배우자)

Dialogue #1.

입원 수속 설명

Explanation of Hospitalization

RECEPTIONIST 접수직원

I'll get her consent by phone first. She will need to sign a consent form at the admission and discharging office on the 1st floor when she arrives.

우선 전화로 동의를 구하겠습니다. 사모님께서 병원에 오시는대로 1층의 입퇴원 수속 창구에서 동의서에 직접 서명하셔야 합니다.

PATIENT 환자

I'll tell her. Thanks for your help.

제 아내에게 얘기할게요. 도와주셔서 고맙습니다.

RECEPTIONIST 접수직원

It's my pleasure. I hope you get better soon.

아닙니다. 빨리 쾌유하시기 바랍니다.

PATIENT 환자

Thank you.

고맙습니다.

admission and discharging office 입/퇴원 수속창구

1 In the Emergency Center / Intensive Care Unit (ICU)

응급실/중환자실

9. 수납 / Payment

Key expressions

ⓐ Let me check that for you.

확인해 보겠습니다.

ⓑ How would you like to pay?

어떻게 결제하시겠습니까?

Dialogue #1.

수납

Payment

RECEPTIONIST 접수직원 Hi, how can I help you?
안녕하세요, 무엇을 도와드릴까요?

PATIENT 환자 Here's my patient card. How much is it today?
제 등록카드인데요. 오늘 비용이 얼마죠?

RECEPTIONIST 접수직원 Let me check that for you. Your name is Kelly Olsen?
확인해 드리겠습니다. Kelly Olsen님 맞으세요?

PATIENT 환자 Yes. That's right.
네, 맞습니다.

RECEPTIONIST 접수직원 The total payment is 50,000 Korean won today. How would you like to pay?
오늘 비용은 5만원입니다. 어떻게 결제해 드릴까요?

Dialogue #1.

수납

Payment

PATIENT 환자 Credit card, please. By the way, can I get a receipt in English?

카드로 할게요. 그런데, 영문 영수증 발급되나요?

RECEPTIONIST 접수직원 Of course. Here you are. Have a nice day.

물론이죠. 여기 있습니다. 좋은 하루 되세요.

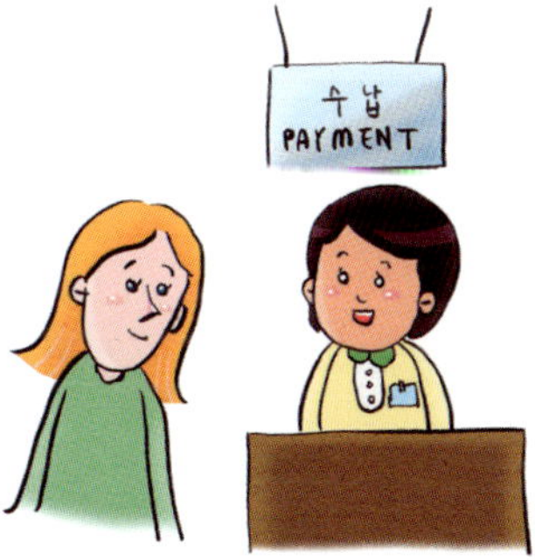

2 At Examination Rooms

검사실

1. Reception of Patients / 환자 응대

Key Expressions

ⓐ Could you take a number from the queuing machine and wait for your call?

대기표 발급기에서 번호를 뽑으신 후 기다려 주시겠어요?

ⓑ Your general check-up costs~.

검진 비용은 입니다.

- It costs~.

비용은 ~입니다.

ⓒ It includes~.

~을 포함합니다.

- It includes four X-rays and a CT scan.

X선 촬영 4장과 CT가 포함됩니다.

Dialogue #1.

안내 데스크

At the Help Desk

RECEPTIONIST How can I help you?

접수직원 어떻게 오셨습니까?

PATIENT I' d like a general check-up.

환자 건강검진을 받고 싶은데요.

STAFF Could you take a number from the queuing machine and wait for your call?

직원 대기표 발급기에서 번호를 뽑으신 후 기다려 주시겠습니까?

PATIENT I see.

환자 네.

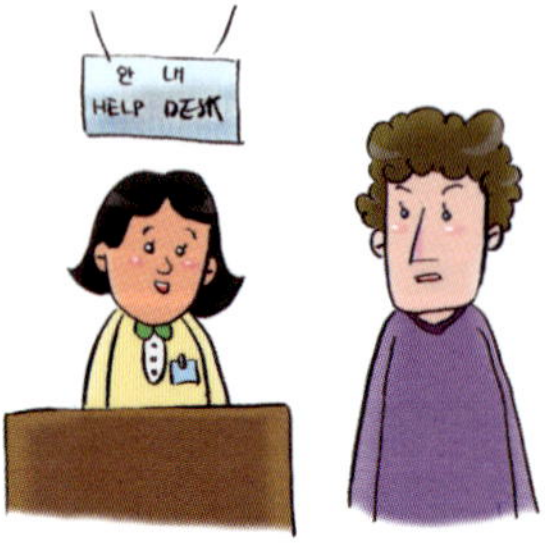

general check-up 종합검진

Dialogue #2.

검사 안내

Information

RECEPTIONIST Hello, what can I do for you?

접수직원 어떻게 오셨습니까?

PATIENT Hi, I have an appointment for my general check-up today.

환자 오늘 건강검진을 예약했는데요.

RECEPTIONIST Can I have your name?

접수직원 성함이 어떻게 되세요?

PATIENT Oh, I' ll give you my patient card.

환자 아, 제 등록카드를 드릴게요.

Dialogue #2.

검사 안내

Information

RECEPTIONIST 접수직원 Thank you. Your general check-up costs 400,000 Korean won today. It includes a blood pressure check, blood and urine tests, height and weight measurements, an endoscopy, and an X-ray/CT scan.

고맙습니다. 검사 비용은 40만원입니다. 혈압, 혈액검사, 소변검사, 키와 몸무게 측정, 내시경검사, X선과 CT 촬영이 포함됩니다.

PATIENT 환자 Wow, too many tests today!

오, 검사가 참 많네요.

RECEPTIONIST 접수직원 Here's your schedule. Please, follow the steps.

여기 일정표를 드릴게요. 순서대로 따라 하시면 됩니다.

blood pressure check 혈압 측정 / blood test 혈액검사 / urine test 소변검사

2 At Examination Rooms

검사실

2. Blood/Urine test / 혈액검사/소변검사

Key Expressions

ⓐ Please, collect about 60 mL of your midstream urine in the restroom.

화장실에서 중간 소변 약 60 mL를 받아오세요.

- Collect up to this line of your ~.

(컵을 보여주며) 이 선까지 모아주세요.

ⓑ Could you roll up your sleeve?

소매를 걷어주시겠어요?

ⓒ By + 시간 (~시간까지)

- I think I'll be there by 1:30.

1시 30분까지 도착할 것 같아요.

- Please, come back by noon tomorrow.

내일 낮 12시까지 오세요.

2 At Examination Rooms

검사실

ⓓ Make sure to 동사원형(~하도록 명심하라.)

- Make sure to bring your medical records.
  의무기록을 가져오도록 하세요.

- Make sure not to touch the wound.
  상처에 손대지 마세요.

소변검사

Urine Test

NURSE 간호사 Hi, can I get your schedule?
안녕하세요, 일정표를 주시겠어요?

PATIENT 환자 Here you are.
여기 있습니다.

NURSE 간호사 Thank you. Please, change your clothes over there.
고맙습니다. 옷을 갈아입으시겠어요?

PATIENT 환자 I see. (After changing his/her clothes) I' m done, ma' am.
네, (옷을 갈아입은 후) 다 했는데요.

NURSE 간호사 Please, collet about 60 mL of your midstream urine in the restroom and return it to me.
화장실에 가셔서 중간 소변 60 mL를 받아오세요.

midstream urine 중간 소변

Dialogue #1.

소변검사

Urine Test

PATIENT 환자 Okay. Here's my urine sample.
네. 여기 있습니다.

NURSE 간호사 Thank you. Could you wait for a second over there?
고맙습니다. 잠시 저쪽에서 기다려 주시겠어요?

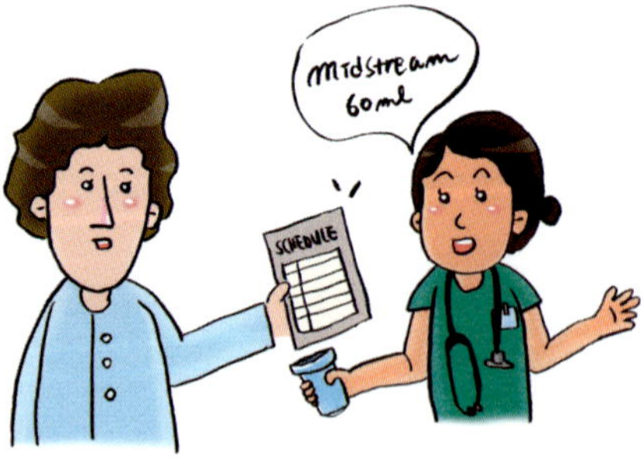

Dialogue #2.

혈액검사

Blood Test

NURSE 간호사 I' ll be drawing your blood (= I' ll be taking your blood sample). Please, roll up your sleeve.
피를 뽑겠습니다. 소매를 걷어주시겠어요?

PATIENT 환자 Sure.
네.

NURSE 간호사 I' ll be putting a needle into your vein. It will pinch you a little. Okay, it' s done. I' ll put a gauze pad on the spot.
주사바늘이 들어갑니다. 조금 따끔하실 거에요. 자, 됐습니다. 그 부위에 거즈를 붙여드릴게요.

PATIENT 환자 Thank you.
고맙습니다.

roll up 말아 올리다 / pinch 꼬집다

Dialogue #2.

혈액검사

Blood Test

NURSE 간호사 Now, take this form to the machines over there and record your blood pressure, height and weight. Please, follow the instructions posted on the wall.

이제 이 서식을 갖고 저쪽 기계로 가셔서 혈압, 키, 몸무게를 재세요. 벽에 붙은 안내문을 따라 하시면 됩니다.

PATIENT 환자 I' m done.

다 했습니다.

혈액검사

Blood Test

NURSE 간호사 Thank you. It's finished for today. Please, go to the endoscopy exam room on the 3rd floor by 10 am tomorrow morning. We'll take your X-ray/CT/MRI (magnetic resonance imaging) after that. And one more thing for you, just make sure not to eat or drink anything after 10 pm tonight. An empty stomach helps your doctor see your stomach clearly during the test.

고맙습니다. 오늘은 끝나셨습니다. 내일 아침 10시까지 3층에 있는 내시경실로 오세요. 내시경검사 후 X선/CT/ MRI 촬영을 하겠습니다. 하나 더 있습니다. 오늘 밤 10시 이후 아무 것도 드시지 마세요. 위가 깨끗해야 의사가 검사 중 위를 잘 볼 수 있습니다.

PATIENT 환자 I'll keep that in mind.

명심하겠습니다.

endoscopy exam room 내시경검사실 / empty stomach 빈 속

2 At Examination Rooms

검사실

3. Endoscopy / 내시경검사

Key Expressions

ⓐ You' re having a conscious sedation endoscopy.

수면내시경을 하실 겁니다.

- Endoscopy with sedation
  (수면내시경)

- Endoscopy without sedation
  (일반내시경)

ⓑ You' ll be under sedation soon.

곧 진정제를 맞으실 겁니다.

- You' ll be under anesthesia.
  마취제를 맞으실 겁니다.

Dialogue #1.

수면내시경

Conscious Sedation Endoscopy

DOCTOR 의사 Hello, would you like to show me your schedule?

안녕하세요, 일정표를 보여주시겠어요?

PATIENT 환자 Here you are.

여기 있습니다.

DOCTOR 의사 Thank you. Please, change your clothes over there.

고맙습니다. 저쪽에서 옷을 갈아입으세요.

PATIENT 환자 Now what are we going to do?

자, 이제 뭘 하죠?

DOCTOR 의사 You're having a conscious sedation endoscopy today. Let's start with the sedation.

오늘 수면내시경을 받으실 겁니다. 우선 수면마취를 시작할게요.

conscious sedation endoscopy 수면내시경

Dialogue #1.

수면내시경

Conscious Sedation Endoscopy

PATIENT 환자 Okay.

네.

DOCTOR 의사 Please lie on the bed and relax. You'll be sedated soon. The endoscopy should be completed when you wake up, so don't be nervous.

침대 위에 누우시고 마음을 편하게 하세요. 곧 진정제를 맞으실 겁니다. 일어나셨을 때에는 내시경검사가 끝나 있을테니 긴장하지 마세요.

PATIENT 환자 Good.

좋네요.

2 At Examination Rooms

검사실

4. X선/컴퓨터단층촬영/자기공명영상

■ Key Expressions

ⓐ Let me fix your + 신체부위

OOO를 고정하겠습니다.

- Let me put your head in the holder.

머리를 고정하겠습니다.

ⓑ Please, hold your breath while X-ray is on.

X선 촬영을 하는 동안 숨을 참아주세요.

ⓒ Please, keep still (stay still/remain still).

그대로 계세요.

Dialogue #1.

CT Scan

PATIENT Hi, I' m here for my CT scan.

환자 CT를 찍으러 왔는데요.

Radiologist Can I have your name, please?

방사선사 성함이 어떻게 되시죠?

PATIENT My name is Judy Jones.

환자 Judy Jones입니다.

Radiologist Okay. Ms. Jones, take off your shoes and lie down on the machine.

방사선사 Jones님, 신발을 벗으시고 기계 위에 누워 주세요.

PATIENT All right.

환자 네.

take off 벗다

Dialogue #1.

CT Scan

Radiologist 방사선사 Let me put your head in the holder. You may feel uncomfortable.

환자 분의 머리를 고정하겠습니다. 조금 불편하실 수 있어요.

PATIENT 환자 I see.

네.

Radiologist 방사선사 We' re done. Please, put your shoes on and move to your next test.

다 됐습니다. 신발을 신으시고 다음 검사를 받으러 가시면 됩니다.

put on 입다

Dialogue #2.

X-Ray

PATIENT Hi, I'm here for my X-ray.

환자 X선 촬영을 하러 왔는데요.

Radiologist Can I have your name, please?

방사선사 성함이 어떻게 되시죠?

PATIENT My name is Judy Jones.

환자 Judy Jones입니다.

Radiologist Okay. Ms. Jones, take your shoes off and lie on the machine.

방사선사 Jones님, 신발을 벗으시고 기계 위에 누워 주시기 바랍니다.

PATIENT All right.

환자 네.

Radiologist Can you move your legs to the right?

방사선사 환자 분의 다리를 오른쪽으로 옮겨주시겠어요?

Dialogue #2.

X-Ray

PATIENT I see.

환자 네.

Radiologist That' s good. Keep still, please.

방사선사 좋습니다. 그대로 계세요.

keep still 그대로 있다

3 Hospitalization & Discharge

입/퇴원

1. When a Patient is Hospitalized / 환자가 입원할 때

Key Expressions

ⓐ Who is your doctor?

담당 주치의가 누구입니까?

- Who is your physician in charge?

ⓑ Who is your emergency contact person?

급할 때 누구한테 연락하면 됩니까?

Dialogue #1.

입원 수속

Going through Hospitalization Admission

PATIENT 환자 Where can I go through hospitalization admission?
어디서 입원 수속을 밟을 수 있나요?

STAFF 직원 Please, go to the registration for foreigners near the lobby entrance.
입구 쪽에 있는 외국인 접수처로 가시기 바랍니다.

PATIENT 환자 Thank you.
고맙습니다.

Hi, I' m here to go through hospitalization admission.
안녕하세요, 입원 수속을 하러 왔는데요.

RECEPTIONIST 접수직원 I' ll help you right away. Could you fill out these papers?
도와드릴게요. 이 서류 좀 작성해 주시겠어요?

go through ~한 절차를 밟다

입원 수속

Going through Hospitalization Admission

PATIENT Sure. Here you are.
환자 네, 여기 있습니다.

RECEPTIONIST Thank you. And please complete this medical history as well.
접수직원 고맙습니다. 이 진료카드 좀 작성해 주세요.

PATIENT Okay.
환자 네.

RECEPTIONIST Do you have medical insurance?
접수직원 의료보험이 있으세요?

PATIENT Yes, I do. I will need my medical records and a doctor's certificate later.
환자 네, 있습니다. 나중에 의무기록과 진단서가 필요한데요.

doctor's certificate 진단서

Dialogue #1.

입원 수속

Going through Hospitalization Admission

RECEPTIONIST 접수직원 I see. You can ask the nurses if you need them. Who is your doctor?

네. 필요하실 때 간호사에게 말씀해 주세요. 누가 담당 주치의인가요?

PATIENT 환자 Dr. Kim at neurology. He's my doctor.

신경과의 Dr. Kim입니다. 그 분이 제 주치의입니다.

RECEPTIONIST 접수직원 I see. Who is your emergency contact person?

네, 급할 때 누구에게 연락하면 될까요?

PATIENT 환자 Please, contact my wife. Here's her phone number.

제 아내에게 연락바랍니다. 이게 전화번호입니다.

입원 수속

Going through Hospitalization Admission

RECEPTIONIST 접수직원 Thank you. A nurse at the foreigner's clinic will take you to your room.

고맙습니다. 외국인 클리닉의 간호사가 병실로 안내해 드릴 겁니다.

NURSE 간호사 Excuse me, Mr. Smith? Your room is ready on the 11th floor. Please, come with me.

실례지만 Smith님이시죠? 11층에 병실을 마련했습니다. 같이 가시죠.

Dialogue #2.

입원 병실

At the Patient's Room

STAFF This is your room, Mr. Smith.
직원 Smith님, 여기가 환자 분 병실입니다.

PATIENT It' s nice. Thank you for your help.
환자 좋은데요. 도와주셔서 고맙습니다.

STAFF You' re welcome. Please, change into this
직원 gown.
천만에요. 이 환자복으로 갈아입으세요.

PATIENT Oh, I see.
환자 아, 네.

STAFF If you need anything, please press this
직원 button on the phone. Then someone will help you immediately.
필요하신게 있으면 전화기의 이 버튼을 누르세요. 그러시면 즉시 도와드릴게요.

PATIENT Got it. Thanks.
환자 알겠습니다. 고맙습니다.

Dialogue #2.

입원 병실

At the Patient's Room

STAFF May I get you anything else?

직원 다른 것 더 필요하신 것 있으세요?

PATIENT No, thank you.

환자 괜찮습니다. 고맙습니다.

STAFF Your doctor will be here soon for an exam.

직원 검사를 위해 담당 주치의가 방문할 겁니다.

PATIENT I see.

환자 네.

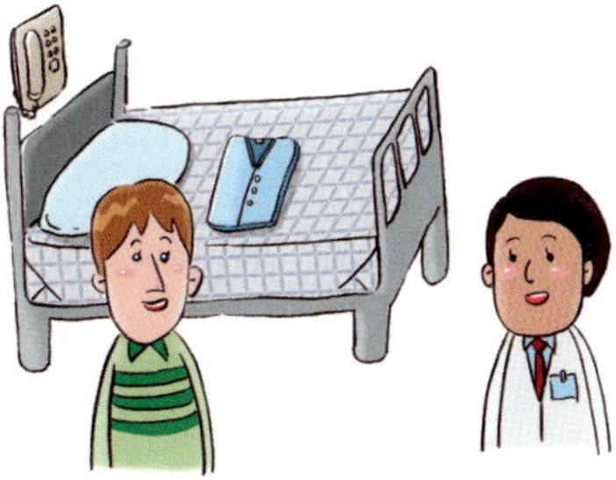

2. Examination at a Patient's Room / 병실에서 검사

Key Expressions

ⓐ We will get you something to reduce your pain as soon as we can.

통증이 줄어들도록 최대한 빨리 조치하겠습니다.

ⓑ How many times did you urinate and have bowel movements today?

오늘 대소변은 몇 번 보셨나요?

ⓒ Please pull your shirt up, so I can listen to your chest.

가슴을 청진할테니 옷을 올려주세요.

ⓓ I' ll run some tests.

몇 가지 검사를 진행하겠습니다.

검사

Examination with a Doctor

DOCTOR Hi, Mr. Smith. How do you feel today?

의사 Smith님, 안녕하세요. 오늘은 어떠세요?

PATIENT Hey, doctor. I' m good. How about you?

환자 안녕하세요, 선생님. 좋습니다. 선생님은 어떠세요?

DOCTOR I' m good, too. Do you feel any pain in the chest?

의사 저도 좋아요. 가슴 통증은 어떠세요?

PATIENT Now? No. I' m okay.

환자 지금요? 아니요, 없어요.

Dialogue #1.

검사

Examination with a Doctor

DOCTOR 의사 Good. Please pull your shirt up, so I can listen to your chest. Take a deep breath. Now, breathe out. Good. Could you lie on the bed?

좋아요. 청진을 할테니 옷을 올려주시겠어요? 깊이 숨을 들이마시고요. 이제는 내쉬세요. 좋습니다. 침대에 누워보시겠어요?

PATIENT 환자 Okay.

네.

DOCTOR 의사 Tell me if you feel any pain while I examine your abdomen.

복부 진찰 중 통증이 있으면 말씀해 주세요.

PATIENT 환자 Got it. A little pain over there.

알겠습니다. 거기가 약간 아프네요.

pull up 걷어 올리다

검사

Examination with a Doctor

DOCTOR 의사 Okay. I'll run some tests on your chest and stomach tomorrow morning. For tomorrow, you need to rest.

네. 내일 아침에 가슴과 위를 몇 가지 검사하겠습니다. 내일 검사를 위해 쉬세요.

PATIENT 환자 All right.

알겠습니다.

DOCTOR 의사 Please, call me at this number if you need anything.

필요한 것이 있으면 이 번호로 연락주세요.

run 시행하다

3 Hospitalization & Discharge

입/퇴원

3. Getting a Consent / 동의서 받기

Key Expressions

ⓐ This is a consent form for~

~을 위한 동의서입니다.

- This is a consent form for your heart surgery.
  심장수술을 위한 동의서입니다.
- This is a consent form for your chemotherapy.
  항암치료를 위한 동의서입니다.

ⓑ There might be some side effects.

일부 부작용이 있을 수 있습니다.

ⓒ You may feel (experience/have) ~

~한 기분(경험/증상)이 있을 수 있다.

- You may experience hair loss.

  머리카락이 빠질 수 있습니다.

- You may have some diarrhea.

  약간 설사를 할 수 있습니다.

Dialogue #1.

검사 동의서

Getting a Consent for an Exam

DOCTOR Good morning, Mr. Smith. How are you?

의사 안녕하세요, Smith님. 괜찮으시죠?

PATIENT I' m good. Thank you.

환자 괜찮습니다. 고맙습니다.

DOCTOR This is a consent form for your heart exam. Please, read it thoroughly and sign here.

의사 심장검사를 위한 동의서입니다. 꼼꼼히 읽어보시고 여기에 서명해 주시기 바랍니다.

PATIENT Okay.

환자 네.

thoroughly 꼼꼼히

검사 동의서

Getting a Consent for an Exam

DOCTOR 의사 Before the scan, you'll be administered a contrast media by IV injection. The contrast media will circulate around your body and allow us to observe your heart.

검사 전 조영제를 투여하려고 합니다. 조영제가 온 몸에 퍼지면서 심장을 잘 볼 수 있도록 해 줍니다.

PATIENT 환자 Oh, I see.

아, 알겠습니다.

DOCTOR 의사 There might be some side effects. You may feel a warm sensation, nausea, or experience vomiting.

일부 부작용이 있을 수 있습니다. 몸이 따뜻해지는 느낌이 들거나 메스껍거나 구토를 할 수 있습니다.

---

contrast media 조영제

Dialogue #1.

검사 동의서

Getting a Consent for an Exam

PATIENT I got it.

환자 알겠습니다.

DOCTOR Are you allergic to certain types of foods or drugs?

의사 특정 음식이나 약물에 알레르기가 있습니까?

PATIENT Not that I know of.

환자 제가 알기로는 없는데요.

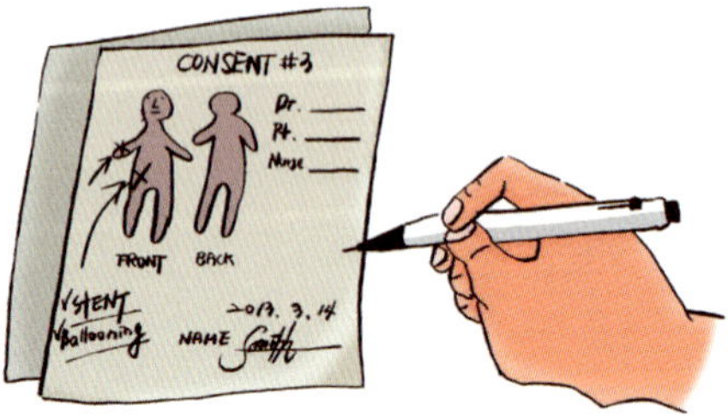

3 Hospitalization & Discharge

입/퇴원

4. Pharmaceutical Warnings and Advice / 약물에 대한 주의사항 및 조언

Key Expressions

ⓐ Don' t take this on an empty stomach.

빈 속에 복용하지 마세요.

ⓑ Please, contact your doctor if you experience any serious side effects.

심한 부작용이 있으면 담당 주치의에게 연락하세요.

ⓒ It' s time to + 동사

~할 시간입니다.

- It' s time to have dinner.
  저녁식사를 할 시간입니다.
- It' s time to take medication.
  약을 드실 시간입니다.

Dialogue #1.

약 복용

Taking Medication

STAFF 직원 Mr. Smith, it' s time to take your medication.

Smith님, 약을 드실 시간입니다.

PATIENT 환자 Oh, is it? I haven' t had dinner yet. Can I take it with food?

그렇게 됐어요? 아직 저녁식사 전인데요. 음식이랑 같이 먹어도 되나요?

STAFF 직원 This medication may be taken with or without food.

이 약은 식사와 상관 없이 드실 수 있습니다.

PATIENT 환자 Oh, really? I got it. Thanks.

아, 그래요? 알겠습니다.

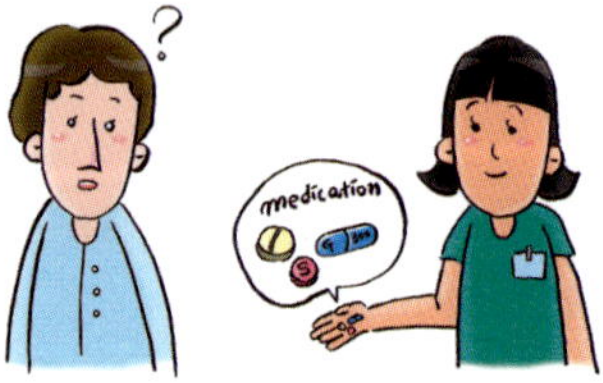

3 Hospitalization & Discharge

입/퇴원

5. Giving a Direction at the Ward / 병동에서 길 안내

Key Expressions

ⓐ What are you looking for?

어디를 찾으세요?

- Who are you looking for?

누구를 찾으세요?

ⓑ What floor is he on?

그는 몇 층에 입원해 있나요?

- What floor is Angela on?

Angela는 몇 층에 입원해 있습니까?

ⓒ No visitors are allowed.

면회는 안 됩니다.

ⓓ Only immediate family is allowed to visit.

직계 가족만 면회가 가능합니다.

Dialogue #1.

길 안내

Giving a Direction at the Ward

NURSE What are you looking for?
간호사 어디 찾으세요?

PATIENT I'd like to wash my hands.
환자 손을 씻고 싶어서요.

NURSE Please, walk down to this hallway and you can see a restroom over there.
간호사 복도를 따라 걸어가시면 화장실이 보일 겁니다.

PATIENT Thank you.
환자 고맙습니다.

NURSE My pleasure.
간호사 천만에요.

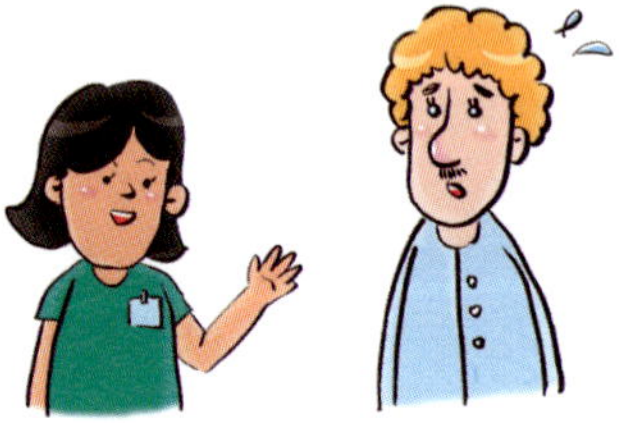

walk down to~ ~로 걸어 내려가다 / hallway 복도

면회시간 및 병실 위치 I

Visiting Hours and Location of a Patient's Room I

NURSE 간호사 Hi, how can I help you?
안녕하세요, 무엇을 도와드릴까요?

VISITOR 면회객 I' m looking for Smith Green. What floor is he on?
Smith Green씨를 찾는데요. 몇 층에 입원해 있죠?

NURSE 간호사 Just a minute. He' s on the 11th floor. Take the elevator over there.
잠시만요. 11층에 계시네요. 저쪽에서 엘리베이터를 타세요.

VISITOR 면회객 Thank you.
고맙습니다.

NURSE 간호사 My pleasure.
천만에요.

Dialogue #3.

면회시간 및 병실 위치 II

Visiting Hours and Location of a Patient's Room II

NURSE Hi, how can I help you?

간호사 안녕하세요, 무엇을 도와드릴까요?

VISITOR I' m here to visit Smith Green.

면회객 Smith Green씨 병문안을 왔어요.

NURSE I' m sorry, but visiting hours are from 9 am to 9 pm.

간호사 죄송하지만 면회시간은 오전 9시부터 오후 9시까지 입니다.

VISITOR Oh, really? I' m not going to stay long.

면회객 정말요? 오래 있지 않을건데도요.

NURSE I' m sorry. No visitors are allowed after visiting hours.

간호사 죄송합니다. 면회시간 이후에는 면회가 안 됩니다.

3 Hospitalization & Discharge

입/퇴원

6. Instructions / 주의사항

Key Expressions

ⓐ Are you feeling better?

(기분이) 나아지셨어요?

- How are you feeling?

(기분이) 좀 어떠세요?

ⓑ You' re scheduled for + 검사항목

~검사를 받을 예정입니다.

- You' re scheduled for an ultrasonography tomorrow.

내일 초음파 검사를 받을 예정입니다.

ⓒ You shouldn' t leave the hospital.

병원 밖으로 나가시면 안됩니다.

ⓓ It' s a hospital regulation to turn off the lights at 11:00 pm.

밤 11시에 소등이 병원 규정입니다.

Dialogue #1.

주의사항 알려주기

Giving Instructions to a Patient

DOCTOR 의사 Are you feeling better, Mr. Smith?
Smith님, 좀 나아지셨어요?

PATIENT 환자 A little. I still have some pain in my chest.
약간요. 아직도 가슴에 통증이 있어요.

DOCTOR 의사 I'll run some more tests. For tomorrow, you're scheduled for a PET (positron emission tomography) scan.
추가로 몇 가지 검사를 하려고 합니다. 내일은 PET 검사가 있고요.

PATIENT 환자 Yes, I know.
네, 알고 있어요.

DOCTOR 의사 You shouldn't eat and drink anything but water till tomorrow.
내일까지 물 외에 아무 것도 드시면 안 됩니다.

Dialogue #1.

주의사항 알려주기

Giving Instructions to a Patient

PATIENT 환자 That is the most difficult part.
그게 가장 어렵겠네요.

DOCTOR 의사 I understand. But, it' s for the accurate diagnosis.
이해합니다. 하지만 정확한 진단을 위해서 필요합니다.

PATIENT 환자 Yes, I know.
네, 알고 있습니다.

3 Hospitalization & Discharge

입/퇴원

7. Going through Discharge Procedures / 퇴원 수속

Key Expressions

ⓐ You can go home now.

귀가하셔도 됩니다. (퇴원하셔도 됩니다.)

- We' re discharging you.
- You are discharged.

ⓑ Please, go to the cashier and pay for the outstanding balance to complete the discharging procedure.

퇴원 수속을 하기 위해 수납 창구에서 미납된 청구액을 계산하시기 바랍니다.

Dialogue #1.

퇴원

Discharge

DOCTOR 의사
Mr. Smith. You can go home now.
Smith님, 이제 귀가하셔도 됩니다.

PATIENT 환자
Really? I' m so glad to be going home.
정말요? 집에 가게 되다니 너무 좋네요.

DOCTOR 의사
It was my pleasure to be your doctor, Mr. Smith.
저도 Smith님의 주치의여서 좋았습니다.

PATIENT 환자
Thank you. You and your medical team were excellent!
고맙습니다. 선생님과 의료진 모두 훌륭했습니다.

DOCTOR 의사
Thank you. Nurse Angela will help you.
고맙습니다. 간호사 Angela가 도와드릴 겁니다.

PATIENT 환자
I see. Thank you doctor.
네, 고맙습니다. 선생님.

Dialogue #2.

퇴원 수속

Discharging Procedures

NURSE 간호사 Please, sign these papers.

이 서류에 서명해 주시기 바랍니다.

PATIENT 환자 Okay.

네.

NURSE 간호사 Now, please go to the cashier and pay for the outstanding balance to complctc the discharging procedure.

이제 퇴원 수속을 위해 수납 창구에서 미납 청구액을 계산 하시기 바랍니다.

PATIENT 환자 I see. Thank you.

네, 고맙습니다.

NURSE 간호사 Bring the payment receipt to us after clearing the balance. We'll take care of the rest.

지불 후 영수증을 가져다 주시기 바랍니다. 저희가 남은 수속을 진행하겠습니다.

Dialogue #2.

퇴원 수속

Discharging Procedures

PATIENT No problem.

환자 알겠습니다.

NURSE Please double check you have all of your

간호사 belongings before you leave.

그리고 두고 가시는 게 없는지 다시 확인 부탁드립니다.

PATIENT Got it.

환자 알겠습니다.

double check 재확인하다

4 At the Reception Desk

접수/수납

1. On the Phone / 전화 응대

Key Expressions

ⓐ Thank you for~. (~해 주셔서 고맙습니다.)

- Thank you for calling.
- Thank you for waiting.

ⓑ Have you visited our hospital?

저희 병원에 오신 적이 있나요?

- Have you seen Dr. OOO?

의사 OOO에게 진료를 받은 적이 있나요?

ⓒ The earliest available appointment is at 2 pm on May 26th.

가장 빠른 날짜가 5월 26일 오후 2시입니다.

4 At the Reception Desk

접수/수납

ⓓ Could you bring your ID, insurance card, and any previous medical records you may have?

신분증, 보험증, 과거 의무기록이 있으면 가져오실래요?

신환 전화 응대
With a New Patient

RECEPTIONIST 접수직원	Thank you for calling Well-being Hospital. This is Angela. How may I help you? 웰빙병원입니다. 저는 Angela입니다. 무엇을 도와 드릴까요?
PATIENT 환자	Hi, I' d like to make an appointment for a check-up. 안녕하세요, 건강검진 예약을 잡고 싶은데요.
RECEPTIONIST 접수직원	Is it your first visit here? 처음 오시는 건가요?
PATIENT 환자	Yes, it is. 네, 그렇습니다.
RECEPTIONIST 접수직원	May I ask your name, please? 성함이 어떻게 되시죠?
PATIENT 환자	It' s Sam Johnson. Sam Johnson입니다.

Dialogue #1.

신환 전화 응대

With a New Patient

RECEPTIONIST Can I ask your phone number, please?

접수직원 전화번호가 어떻게 되시죠?

PATIENT It's 010-1234-5678.

환자 010-1234-5678입니다.

RECEPTIONIST Thank you. When are you available?

접수직원 고맙습니다. 언제가 괜찮으세요?

PATIENT Hmm. Mondays are good for me.

환자 음. 월요일은 다 괜찮아요.

RECEPTIONIST Then how about June 25th at 10 am? It's the earliest available appointment.

접수직원 그러면 6월 25일 오전 10시는 어떠세요? 이게 가장 빠른 날짜입니다.

PATIENT It sounds good.

환자 좋습니다.

---

available 이용 가능한

신환 전화 응대

With a New Patient

RECEPTIONIST 접수직원 Okay. Let me double check your appointment. It's on June 25th at 10 am. Is that correct?

네, 그럼 예약을 다시 한 번 확인해 드릴게요. 6월 25일 오전 10시 맞으시죠?

PATIENT 환자 Yes, thanks.

네, 고맙습니다.

RECEPTIONIST 접수직원 By the way, do you know how to get to the hospital?

그런데 저희 병원으로 오는 길은 아시나요?

PATIENT 환자 Actually no. Could you explain to me?

잘 모릅니다. 설명해 주시겠어요?

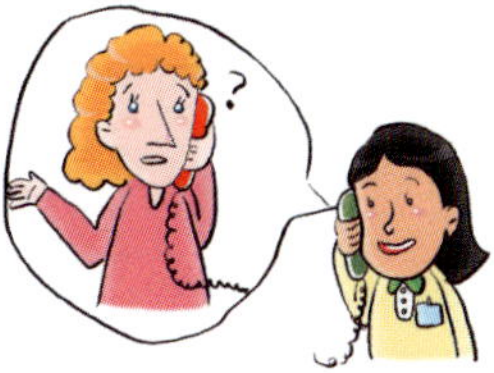

Dialogue #1.

신환 전화 응대

With a New Patient

RECEPTIONIST 접수직원 Sure. You can take a subway line 2, get off at a Gangnam Station and get out to exit 3, turn left at the first intersection, walk for 5 minutes and you can see the hospital.

네, 2호선 강남역에서 내리셔서 3번 출구로 나오세요. 첫 교차로에서 좌회전 하신 후 5분 정도 걸어오시면 병원이 나옵니다.

PATIENT 환자 Thank you.

고맙습니다.

RECEPTIONIST 접수직원 And please bring your ID, insurance card and previous medical records if you have.

그리고 신분증, 보험증, 과거 의무기록이 있으시면 가져오세요.

PATIENT 환자 All right. I will. See you then.

네, 알겠습니다. 그때 뵐게요.

get off 하차하다 / intersection 교차로

Dialogue #2.

재진 환자 전화 응대

With a Regular Patient

RECEPTIONIST 접수직원 Thank you for calling Well-being Hospital. This is Angela. How may I help you?

웰빙병원입니다. 무엇을 도와드릴까요?

PATIENT 환자 Hi, I'd like to make an appointment with Dr. Ahn at Internal Medicine.

안녕하세요, 내과의 Dr. Ahn 앞으로 예약하고 싶은데요.

RECEPTIONIST 접수직원 Have you seen Dr. Ahn before?

Dr. Ahn에게 진료를 받으신 적 있나요?

PATIENT 환자 Yes, I have.

네, 있습니다.

RECEPTIONIST 접수직원 May I ask your patient number?

등록번호가 어떻게 되시죠?

PATIENT 환자 Sure. It's 01001234.

01001234입니다.

Dialogue #2.

재진 환자 전화 응대

With a Regular Patient

RECEPTIONIST Your name is John Smith?

접수직원 John Smith님 맞으세요?

PATIENT Yes, it is.

환자 네, 맞습니다.

RECEPTIONIST Thank you. When are you available?

접수직원 고맙습니다. 언제가 좋으세요?

PATIENT Can you squeeze me in the schedule on this Friday?

환자 이번 주 금요일에 예약을 넣어주실 수 있나요?

RECEPTIONIST Let me check his schedule. Oh, he is available in the morning. How about at 10:30?

접수직원 Dr. Ahn의 일정을 확인해 보겠습니다. 오전에 가능하시네요. 10시 30분 어떠세요?

squeeze somebody in ~를 끼워넣다

재진 환자 전화 응대

With a Regular Patient

PATIENT It'll work for me.

환자 좋습니다.

PATIENT Okay. Let me double check your appointment. It's on April 2nd at 10:30. Is that correct?

환자 네, 그럼 예약을 다시 한 번 확인해 드릴게요. 4월 2일 오전 10시 30분 맞으시죠?

RECEPTIONIST Yes, thanks.

접수직원 네, 고맙습니다.

RECEPTIONIST I put you in the schedule. Please, stop by a reception desk on the 1st floor to pay for an appointment fee before seeing Dr. Ahn.

접수직원 예약해 드렸습니다. Dr. Ahn에게 진료를 받으시기 전 예약비 접수를 위해 1층의 수납 창구에 들러주세요.

stop by 들르다 / appointment fee 예약비

Dialogue #2.

재진 환자 전화 응대

With a Regular Patient

PATIENT I see.

환자 알겠습니다.

4 At the Reception Desk

접수/수납

2. 환자 접수 / Registration

Key Expressions

ⓐ Could you fill out this registration form?

이 등록양식을 작성해 주시겠습니까?

ⓑ Please, write your emergency contact number here.

여기에 비상연락처를 적어주세요.

ⓒ Can I make a copy of this?

복사를 해도 될까요?

Dialogue #1.

신환 접수

Registration of a New Patient

RECEPTIONIST 접수직원

Hello, how can I help you?

안녕하세요, 무엇을 도와드릴까요?

PATIENT 환자

Hi, I' d like to see a plastic surgeon to get a consultation.

안녕하세요. 성형외과 의사와 상담하고 싶습니다.

RECEPTIONIST 접수직원

Is this your first visit?

저희 병원 처음이세요?

PATIENT 환자

Yes, it is.

네, 처음입니다.

RECEPTIONIST 접수직원

Then could you fill out this form?

그러면 이 양식에 기입해 주시겠습니까?

PATIENT 환자

Sure.

네, 알겠습니다.

consultation 상담 / fill out 기입하다

신환 접수

Registration of a New Patient

RECEPTIONIST 접수직원
Please, give me your foreigner registration card and insurance card if you have one.
외국인 등록증과 보험증이 있으시면 주시기 바랍니다.

PATIENT 환자
Here you are.
여기 있습니다.

RECEPTIONIST 접수직원
Thank you. Can I ask where you're from?
고맙습니다. 어느 나라에서 오셨는지 여쭤봐도 될까요?

PATIENT 환자
I'm from Australia.
호주에서 왔습니다.

RECEPTIONIST 접수직원
I see. Dr. Park is available now. Is this okay with you?
지금 Dr. Park에게 진료 가능하십니다. 괜찮으신가요?

Dialogue #1.

신환 접수

Registration of a New Patient

PATIENT 환자
Sure. No problem at all.
네, 괜찮습니다.

RECEPTIONIST 접수직원
Your consultation fee is 14,000 Korean won. How would you like to pay?
진료비는 14,000원입니다. 어떻게 결제해 드릴까요?

PATIENT 환자
I' ll pay by a card.
카드로 결제해 주세요.

RECEPTIONIST 접수직원
Okay. Sign please.
네, 서명해 주시기 바랍니다.

PATIENT 환자
I see.
네.

RECEPTIONIST 접수직원
Here' s your receipt. Please, go to the plastic surgery word on the 2nd floor.
여기 영수증 받으세요. 2층에 있는 성형외과로 올라가시면 됩니다.

Dialogue #2.

국민의료보험 확인

With Korean National Health Insurance

RECEPTIONIST 접수직원

Do you have a Korean National Health Insurance?

국민의료보험이 있으세요?

PATIENT 환자

Yes. Here's my insurance card.

네, 여기 보험증 있어요.

RECEPTIONIST 접수직원

Thank you. (After chocking it) Okay, here you are. Which doctor would you like to see today?

고맙습니다. (확인 후) 여기 있습니다. 오늘 어느 과 의사에게 진료를 받고 싶으세요?

PATIENT 환자

I'd like to see a pulmonologist. I think I have a flu.

호흡기내과 의사 진료를 받고 싶어요. 독감에 걸린 것 같아요.

Dialogue #3.

사보험에 가입된 경우

With Private Health Insurance

RECEPTIONIST 접수직원 Do you have a Korean National Health Insurance?
국민의료보험이 있으세요?

PATIENT 환자 No, I don't.
아니요, 없습니다.

RECEPTIONIST 접수직원 Then do you have any private insurance that can cover you?
그러면 사보험이 있으세요?

PATIENT 환자 Yes. I have Cigna.
네, Cigna 보험이 있습니다.

RECEPTIONIST 접수직원 Can I get your insurance card?
보험증을 주시겠어요?

PATIENT 환자 Here you go.
여기 있습니다.

private insurance 사보험

사보험에 가입된 경우

With Private Health Insurance

RECEPTIONIST 접수직원 Thank you. Can I make a copy of this? This is our policy to keep patient's health insurance information.

고맙습니다. 보험증을 복사해도 될까요? 환자분의 보험 정보를 보관해야 해서요.

PATIENT 환자 No problem.

네, 괜찮습니다.

make a copy 복사하다

4 At the Reception Desk

접수/수납

3. 의료보험체계 설명 / About Korean National Health Insurance Program

Key Expressions

ⓐ This is a tertiary university hospital

저희 병원은 3차 대학병원입니다.

ⓑ You should bring a referral letter from a primary care clinic.

1차 의원에서 진료의뢰서를 가져오셔야 합니다.

ⓒ You should meet a family medicine doctor first.

가정의학과 진료를 먼저 보셔야 합니다.

ⓓ I' m afraid you' re not covered by Korean National Health Insurance.

죄송하지만 의료보험 혜택을 받으실 수가 없습니다.

= I' m afraid you' re not to get coverage by ~.

1차 의원의 진료의뢰서 설명

Explanation about a Referral Letter from a Local Doctor

RECEPTIONIST 접수직원 Do you have a Korean National Health Insurance?
국민의료보험이 있으세요?

PATIENT 환자 Yes, I do.
네, 있습니다.

RECEPTIONIST 접수직원 Which department would you like to visit?
어느 과 진료를 받고 싶으세요?

PATIENT 환자 I'd like to see Dr. Ahn in the Department of Endocrinology.
내분비내과의 Dr. Ahn 진료를 받고 싶은데요.

RECEPTIONIST 접수직원 Have you visited Dr. Ahn previously?
내분비내과 진료를 받으신 적이 있으세요?

PATIENT 환자 No, I haven't.
One of my friends introduced him to me.
아니요, 없습니다. 제 친구 소개로 왔습니다.

Dialogue #1.

1차 의원의 진료의뢰서 설명

Explanation about a Referral Letter from a Local Doctor

RECEPTIONIST 접수직원 Mr. Smith, this is a tertiary university hospital which means you should bring a referral letter from a primary care clinic.

Smith님, 저희 병원은 3차 대학병원이어서 1차 의원에서 진료의뢰서를 받아오셔야 합니다.

PATIENT 환자 What do you mean? I don't understand.

무슨 뜻이죠? 이해가 잘 안 되는데요.

RECEPTIONIST 접수직원 According to medical policy in Korea, you should bring a referral letter from a primary care clinic doctor first when you visit a tertiary university hospital.

한국의 의료정책상 3차 대학병원에서 진료를 받으시려면 1차 의원에서 진료의뢰서를 받아오셔야 합니다.

tertiary university hospital 3차 대학병원 / primary care clinic 1차 의원 / referral letter 진료의뢰서

1차 의원의 진료의뢰서 설명

Explanation about a Referral Letter from a Local Doctor

PATIENT Ah, I get it. Then I' ll see my doctor first.

환자 아, 알겠습니다. 그러면 1차 의원 주치의에게 먼저 다녀오겠습니다.

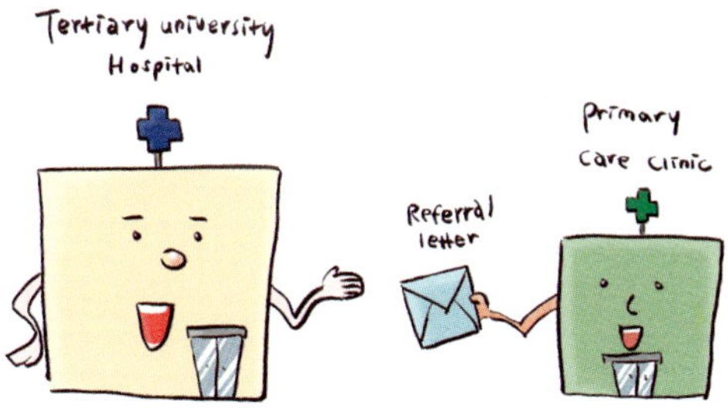

Dialogue #2.

가정의학과 진료 안내

Explanation about Seeing a Family Medicine Doctor

RECEPTIONIST 접수직원 Can you see your doctor before seeing Dr. Kim here?

Dr. Kim에게 진료를 받으시기 전 주치의에게 진료를 받으실 수 있습니까?

PATIENT 환자 Should I?

꼭 그래야만 하나요?

RECEPTIONIST 접수직원 You should bring a referral letter from your doctor.

진료의뢰서를 받아오셔야 해서요.

PATIENT 환자 But I' m so busy and I have no time to see her.

하지만 거기에서 진료를 받을 시간이 없는데요.

가정의학과 진료 안내

Explanation about Seeing a Family Medicine Doctor

RECEPTIONIST 접수직원 Then you should see a family medicine doctor here. Then he or she would refer you to neurosurgery.

그러면 저희 병원 가정의학과 진료를 먼저 보셔야 겠네요. 그러면 그 선생님이 신경외과로 진료를 의뢰해 주실 겁니다.

PATIENT 환자 That sounds good.

좋습니다.

family medicine 가정의학과 / refer A to B A를 B로 보내다 / neurosurgery 신경외과

4 At the Reception Desk

접수/수납

4. 수납 / Payment

■ Key Expressions

ⓐ The total amount of payment is 50,000 Korean won.

진료비는 총 5만원입니다.

ⓑ How would you like to pay for this?

어떻게 결제해 드릴까요?

ⓒ You can pay by cash, credit card, traveler' s check, or bank transfer.

현금, 신용카드, 여행자수표, 계좌입금이 가능합니다.

ⓓ Would you like to pay in installments?

할부로 하시겠어요?

ⓔ We require a 50% deposit. This is our policy.

50%의 보증금이 필요합니다. 저희 병원 정책입니다.

Dialogue #1.

진료비 수납

Payment of Treatment Fee

PATIENT How much is it today?

환자 오늘 진료비가 얼마죠?

RECEPTIONIST Today's payment is 30,000 Korean won.

접수직원 How would you like to pay for this?

오늘 진료비는 3만원입니다. 어떻게 결제해 드릴까요?

PATIENT Can I pay by credit card?

환자 신용카드로 결제가 가능한가요?

RECEPTIONIST Sure.

접수직원 그럼요.

PATIENT Here you are.

환자 여기 있습니다.

RECEPTIONIST Sign your signature, please.

접수직원 서명해 주세요.

Dialogue #1.

진료비 수납

Payment of Treatment Fee

PATIENT Okay.

환자 네.

RECEPTIONIST Here's your receipt. Have a nice day.

접수직원 여기 영수증 드릴게요. 좋은 하루 되세요.

PATIENT Thank You.

환자 고맙습니다.

Dialogue #2.

입원 수납

Payment of Hospitalization

PATIENT How much does a hospital day cost?
환자 하루 병실료가 얼마죠?

RECEPTIONIST It costs 100,000 Korean won per day.
접수직원 하루에 10만원입니다.

PATIENT Hmm. It's too expensive.
환자 음, 너무 비싸네요.

RECEPTIONIST We can offer a discount as long as you're an international student.
접수직원 국제 교류 학생이면 할인이 됩니다.

PATIENT How much?
환자 얼마나요?

RECEPTIONIST You can get 15% off.
접수직원 15% 감면이 됩니다.

Dialogue #2.

입원 수납

Payment of Hospitalization

PATIENT 환자 Sounds good.
좋네요.

RECEPTIONIST 접수직원 We require a deposit before you' re hospitalized.
입원 전에 보증금을 내셔야 합니다.

deposit 보증금

계좌 입금

Bank Transfer

RECEPTIONIST 접수직원 It costs 450,000 Korean won today.

오늘 진료비는 45만원입니다.

PATIENT 환자 450,000 Korean won? I only have 300,000 Korean won.

45만원이요? 30만원 밖에 없는데요.

RECEPTIONIST 접수직원 You can also pay by credit card.

신용카드로도 결제가 가능합니다.

PATIENT 환자 I don't have it. Is there another way I can pay for this?

신용카드도 없어요. 다른 방법은 없나요?

RECEPTIONIST 접수직원 Why don't you wire the money?

계좌로 입금해 주시는 것은 어떠세요?

wire 송금하다

Dialogue #3.

계좌 입금

Bank Transfer

PATIENT 환자 Can I? I' ll deposit the fee directly into your account. Please, give me your account number.

가능한가요? 그럼 계좌로 바로 보내드릴게요. 계좌 번호를 알려주세요.

RECEPTIONIST 접수직원 Here you are. Please, call me at this number after wiring the fee.

여기 있습니다. 진료비 입금 후 이 번호로 전화주세요.

account number 계좌번호

4 At the Reception Desk

접수/수납

5. 길 안내 / Directions

Key Expressions

ⓐ You can take the escalator over there

저쪽 에스컬레이터를 타시면 됩니다.

ⓑ Where would you like to go?

어디를 찾으세요?

ⓒ Please, go to + 장소 (~로 가세요.)

- Please, go to the 3rd floor.
  3층으로 가세요.

- Please, go upstairs.
  올라가세요.

- Please, go downstairs.
  내려가세요.

4 At the Reception Desk

접수/수납

ⓓ Please, go straight and turn right at the escalator.

곧장 가셔서 에스컬레이터에서 우회전하세요.

ⓔ There' s a parking lot next to our building.

건물 옆에 주차장이 있습니다.

ⓕ You can see the department of radiology right next to the escalator.

에스컬레이터 바로 옆에 영상의학과가 있습니다.

ⓖ There' s a dental center on the 2nd floor.

2층에 치과가 있습니다.

ⓗ Please, follow the red line here. This will take you to the ER.

이 빨간 선을 따라 가세요. 이 선을 따라 가면 응급실이 나올 겁니다.

4 At the Reception Desk

접수/수납

ⓘ Please, come this way. I' ll take you to the exit.

저를 따라 오시겠어요? 출구까지 안내해 드리겠습니다.

Dialogue #1.

길 안내 I

Directions I

PATIENT Excuse me, ma' am.

환자 저기요.

RECEPTIONIST Yes?

접수직원 네?

PATIENT How can I go to dermatology?

환자 피부과가 어디 있죠?

RECEPTIONIST Please, take the escalator over there and go upstairs. Dermatology is on the 2nd floor.

접수직원 에스컬레이터를 타시고 올라가세요. 2층에 피부과가 있습니다.

PATIENT Thank you.

환자 고맙습니다.

RECEPTIONIST You' re welcome.

접수직원 천만에요.

dermatology 피부과

길 안내 II

Directions II

NURSE Mr. Henry, you should take an X-ray first.
간호사 Henry님, 우선 X선을 촬영하셔야 합니다.

PATIENT Okay. Where can I have my X-ray taken?
환자 알겠습니다. 어디서 찍으면 되죠?

NURSE Please, take the escalator and go downstairs. Radiology is located on the right of the escalator.
간호사 에스컬레이터를 타시고 아래 층으로 내려가세요. 영상 의학과는 에스컬레이터 오른쪽에 있습니다.

PATIENT Thank you.
환자 고맙습니다.

NURSE You're welcome.
간호사 천만에요.

radiology 영상의학과 / be located on ~에 위치해 있다

4 At the Reception Desk

접수/수납

6. 주차 안내 / Parking information

Key Expressions

ⓐ Let me validate your parking ticket.
주차권을 확인해 드릴게요.

ⓑ Parking is free of charge for 4 hours.
주차는 4시간 동안 무료입니다.

ⓒ If you have a pass, parking is free.
무료주차권이 있으면 주차는 무료입니다.

ⓓ There' s a parking pass in your receipt.
영수증에 무료주차권이 붙어있습니다.

ⓔ How much is the parking fee per hour?
시간당 주차료가 얼마죠?

4 At the Reception Desk

접수/수납

ⓕ It' s 3,000 Korean won per hour.

시간당 3천원입니다.

ⓖ There' s a parking meter on the 1st floor.

1층에 주차요금 정산기가 있습니다.

ⓗ Where can I get my parking pass?

무료주차권을 어디서 구할 수 있죠?

Dialogue #1.

주차 확인

Parking Validation

PATIENT Can you validate my parking ticket?

환자 주차 확인을 받을 수 있나요?

NURSE There' s a parking pass in your receipt.

간호사 영수증에 무료주차권이 붙어있습니다.

PATIENT Ah, I see.

환자 아, 알겠습니다.

NURSE See you next time.

간호사 다음에 뵙겠습니다.

validate 확인하다 / parking pass 주차권

기타 간편 외국어

러시아어 · 독일어 · 몽골어 ·
일본어 · 중국어 · 베트남어 · 필리핀어

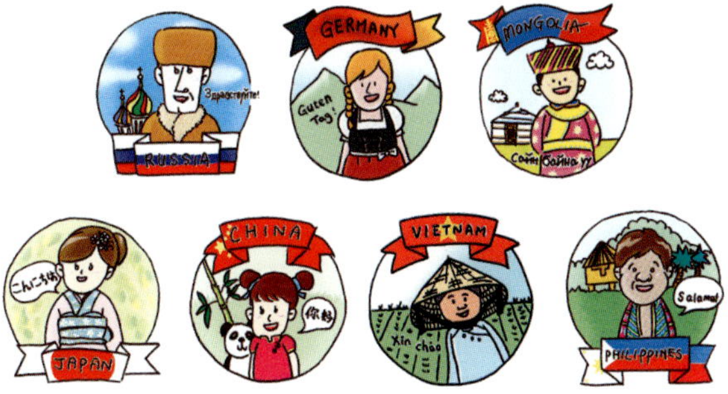

러시아어

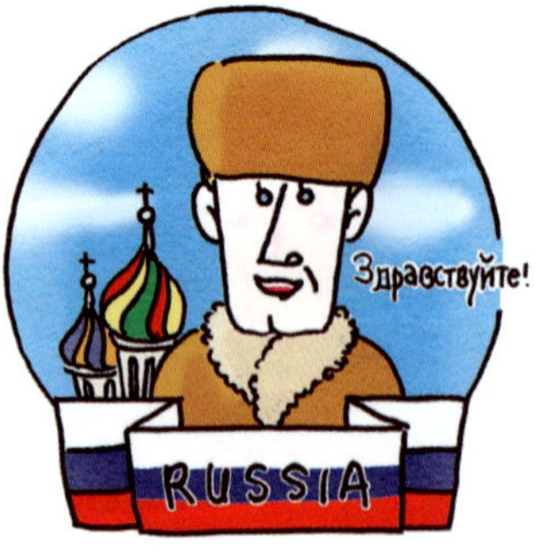

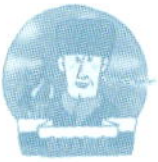

한국어	러시아어 발음	러시아어
인사		
안녕하세요?	즈드라스뜨부이쩨	Здравствуйте?
무엇을 도와드릴까요?	야 마구 밤 췜-따 빠모취	Я могу вам чем-то помочь?
기분이 어떠십니까?	깍 바쉐 나스뜨라예니예	Как Ваше настроение?
네.	다	Да.
아니요.	네트	Нет.
좋아요.	하라쇼	Хорошо.
싫어요.	니 하츄	Не хочу.
괜찮아요.	나르말리나	Нормально.
많아요.	므노가	Много.
감사합니다.	스빠시바	Спасибо.
잠시만 기다려주십시오.	빠다쥐쩨 니므노가	Подождите немного.
확인해드리겠습니다.	야 우따취뉴	Я уточню.
편안히 주무세요.	스빠꼬이노이 노취	Спокойной ночи.
내일 뵐게요.	다 자브뜨라	До завтра.
항상 건강하세요.	췔라유 밤 끄레쁘까바 즈다로비야	Желаю Вам крепкого здоровья.
러시아로 무사히 귀국하세요.	췔라유 밤 블라가빨루취나 베르누쨔 브 라씨유	Желаю Вам благополучно вернуться в Россию.
편안한 여행 되세요.	췔라유 밤 하로쉐바 뿌쩨쉐스뜨비야	Желаю Вам хорошего путешествия.
어디가 불편하세요?	쉬또 바스 베스빠꼬이트	Что вас беспокоит?
아픈 곳이 있으신가요?	우 바스 쉬또-니부지 발리트	У вас что-нибудь болит?
괜찮으세요?	브쎄 브 빠랴뜨께	Все в порядке?

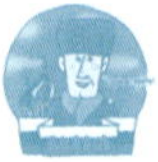

한국어	러시아어 발음	러시아어
증상		
(여기가) 아파요.	(즈제시) 발리트	(Здесь) болит.
어지러워요.	갈라바 끄루쥘짜	Голова кружится.
속이 울렁거려요.	미냐 따쉬니트	Меня тошнит.
두통이 있어요.	우 미냐 발리트 갈라바	У меня болит голова.
기분이 안 좋아요.	우 미냐 쁠라호예 나스뜨라예니예	У меня плохое настроение.
힘이 없어요.	우 미냐 네트 씰	У меня нет сил.
신체부위		
오른쪽	스쁘라바	справа
왼쪽	슬레바	слева
팔	루까	рука
다리	나가	нога
손	끼스찌	кисть
발	스뚜쁘냐	ступня
머리	갈라바	голова
등	스삐나	спина
허리	빠야스니짜	поясница
가슴	그루지	грудь
엉덩이	야가지쯰	ягодицы
배	브류쉬나야 뽈라스찌	брюшная полость

한국어	러시아어 발음	러시아어
숫자		
1	아진	один
2	드바	два
3	뜨리	три
4	취뜨리	четыре
5	뺘찌	пять
6	쉐스찌	шесть
7	씸	семь
8	보씸	восемь
9	제비찌	девять
10	제시찌	десять

독일어

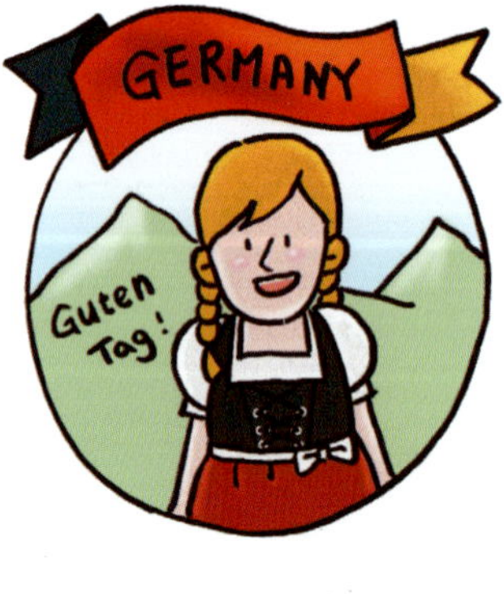

한국어	독일어 발음	독일어
인사		
안녕하세요?	할로	Hallo.
무엇을 도와드릴까요?	비 칸 이히 이넨 헬펜	Wie kann ich Ihnen helfen?
기분이 어떠십니까?	비 퓔렌 지 지히	Wie fühlen Sie sich?
네.	야	Ja.
아니요.	나인	Nein.
좋아요.	구읏트	Gut.
감사합니다.	당케 슈엔	Danke schön.
잠시만 기다려주십시오	바르텐 지 비테 아이넨 모멘드	Warten Sie bitte einen Moment.
확인해 드리겠습니다.	이히 베아데 위버프뤼펜	Ich werde überprüfen.
편안히 주무세요.	슐라펜 지 구으트	Schlafen Sie gut.
내일 뵐게요.	비스 모어겐	Bis morgen.
다음에 또 뵙겠습니다.	아우프비더제엔	Aufwiedersehen.
항상 건강하세요.	블라이벤 지 게준트	Bleiben Sie gesund.
독일로 무사히 귀국하세요.	코멘 지 구읏트 쭈뤽 나흐 도이치란드	Kommen Sie gut zurück nach Deutschland.
편안한 여행되세요.	이히 뷘슈에 이넨 아이네 안게네메 라이제	Ich wünsche Ihnen eine angenehme Reise.
어디가 아프세요?	보 하벤 지 슈메아쩬	Wo haben Sie Schmerzen?
아픈 곳이 있으신가요?	하벤 지 이어겐드보 슈메아쩬	Haben Sie irgendwo Schmerzen?
괜찮으세요?	알레쓰 인 오어드눙	Alles in Ordnung?

한국어	독일어 발음	독일어
증상		
(여기가) 아파요	히어 툿 에쓰 베	Hier tut es weh.
어지러워요.	미어 이스트 슈빈들리히	Mir ist schwindelig.
두통이 있어요.	이히 하베 코프슈메아쩬	Ich habe Kopfschmerzen.
기분이 안 좋아요.	이히 퓔레 미히 니히트 구읏트	Ich fühle mich nicht gut.
힘이 없어요.	이히 하베 카이네 크라프트	Ich habe keine Kraft.
신체부위		
오른쪽	레히츠	Rechts
왼쪽	링쓰	Links
팔	아암	Arm
다리	바인	Bein
손	한트	Hand
발	푸으스	Fuß
머리	콥프	Kopf
뒷목	나켄	Nacken
목(목앞 또는 목구멍)	할스	Hals
등	뤼켄	Rücken
허리	타일리에	Taille
가슴	부르스트	Brust
엉덩이	게제에스	Gesäß
배	바우흐	Bauch
눈, 코, 귀, 입, 턱, 뺨	아우게, 나제, 오어, 문트, 킨, 방에	Auge, Nase, Ohr, Mund, Kinn, Wange
피부	하우트	Haut

한국어	독일어 발음	독일어
몸	퀘어퍼	Körper
숫자		
1	아인스	Eins
2	쯔바이	Zwei
3	드라이	Drei
4	피어	Vier
5	퓐프	Fünf
6	젝스	Sechs
7	지벤	Sieben
8	아흐트	Acht
9	노인	Neun
10	체엔	Zehn
증상 (두 단어가 나오는 경우 앞쪽이 전문용어, 뒤쪽이 비전문용어로 일반인은 주로 비전문용어를 사용한다.)		
기침	후스텐	Husten
가래	아우스부어프	Auswurf
호흡곤란	디스프뉘 / 루프트노옷트	Dyspnoe / Luftnot
배뇨곤란	디스우리	Dysurie
상복부 통증	에피가스트리슈에 슈메아쩬 / 오버바우흐 슈메아쩬	Epigastrische Schmerzen / Oberbauchschmerzen
하복부 통증	휘포가스트리슈에 슈메아쩬 / 운터바우흐 슈메아쩬	Hypogastrische Schmerzen / Unterbauchschmerzen
복통	압도멘 슈메아쩬 / 바우흐 슈메아쩬	Abdomenschmerzen / Bauchschmerzen
두통	콥프 슈메아쩬	Kopfschmerzen

한국어	독일어 발음	독일어
뒷목 통증	나켄 슈메아쩬	Nackenschmerzen
요통	뤼켄 슈메아쩬	Rückenschmerzen
무릎 통증	크니 슈메아쩬	Knieschmerzen
인후통	할스 슈메아쩬	Halsschmerzen
발열	피버	Fieber
시야 흐림	페어슈버메네 지흐트	Verschwommene Sicht
식욕감퇴	아노렉시 / 아페팃로지히카이트	Anorexie / Appetitlosigkeit
저린 느낌	타웁하이트	Taubheit
구역질	위벨카이트	Übelkeit
설사	디아뤄	Diarrhöe
난청	슈베어훼어리히카이트	Schwerhörigkeit
어지럼증	슈빈델	Schwindel
두근거림	팔피타찌온 / 헤어츠 클롭펜	Palpitation / Herzklopfen
가려움증	프루리투스 / 육라잇츠	Pruritus / Juckreiz
부종, 부기	위뎀 / 슈벨룽	Ödem / Schwellung
통증	슈메아쩬	Schmerzen
감기	에어켈퉁	Erkältung
콧물	나젠제크렛트	Nasensekret
고혈압	휘퍼토니 / 블룻호흐드룩	Hypertonie / Bluthochdruck
피부염	데어마티티스 / 하우트엔트쮠둥	Dermatitis / Hautentzündung
당뇨병	디아베테스	Diabetes
혹, 종괴	라움포어더룽	Raumforderung

한국어	독일어 발음	독일어
기타		
고	호흐	Hoch
저	니드리히	Niedrig
발현	아우스부르흐	Ausbruch
임신	슈방어샤프트	Schwangerschaft
숨을 크게 들이쉬세요.	아트멘 지 티프 아인	Atmen Sie tief ein.
체중	게비흐트	Gewicht
병원	크랑켄하우스	Krankenhaus
의사	아츠트 / 에아츠틴	Arzt (남) / Ärztin (여)
치과의사	짠아츠트 / 짠에아츠틴	Zahnarzt (남) / Zahnärztin (여)
여자 간호사 / 남자 간호사	크랑켄슈베스터 / 크랑켄플레거	Krankenschwester / Krankenpfleger

몽골어

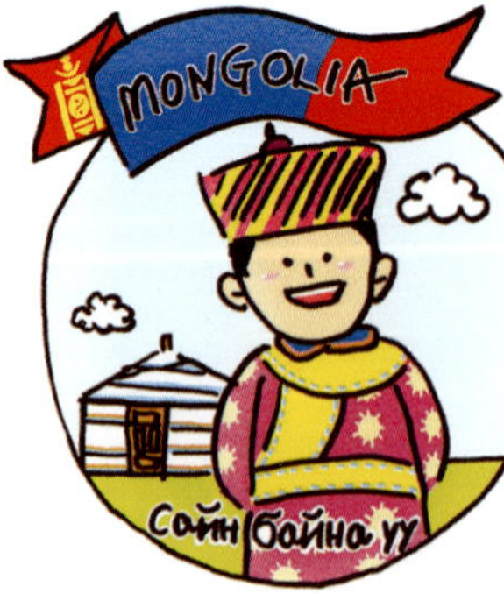

한국어	몽골어 발음	몽골어
인사		
안녕하세요?	사임바인 오	Сайн байна уу?
무엇을 도와드릴까요?	단드 요가르 토슬라흐 웨	Таньд юугаар туслах вэ?
기분이 어떠십니까?	세트 겔 사나 헤르 바인 웨	Сэтгэл санаа хэр байна вэ?
네.	티임	Тийм.
아니요.	우귀	Үгүй.
좋아요.	사이항 바인	Сайхан байна.
싫어요.	도르귀 바인	Дургүй байна.
괜찮아요.	주게르	Зүгээр.
많아요.	이흐 바인	Ихбайна.
감사합니다.	바야릴라	баярлалаа.
잠시만 기다려주십시오.	투르 훌레느 우	Түр хүлээнэ үү.
확인해드리겠습니다.	샬가드 어기	Шалгаадөгье.
편안히 주무세요.	사이항 아마라라리	Сайхан амраарай.
내일 뵐게요.	마르가시 올지야	Маргаашуулзая.
항상 건강하세요.	우리겔즈 에룰 엥흐 바이가라이	Үргэлжэрүүлэнхбайгаарай.
몽골로 무사히 귀국하세요.	몽골로 사잉 야와라이	Монголруусайняваарай.
편안한 여행되세요.	타브타이 아얄라라이	Тавтайаялаарай.
어디가 불편하세요?	하안은 다우귀 바인 왜	Хаана нь тавгүй байна вэ?
아픈 곳이 있으신가요?	하안은 우두즈 바인 왜	Хаана нь өвдөж байна вэ?
괜찮으세요?	주게루	Зүгээр үү?

한국어	몽골어 발음	몽골어
증상		
(여기가) 아파요.	엔드 우두즈 바이느	Энд өвдөж байна.
어지러워요.	털거이 에르게즈 바이느	Толгой эргэж байна.
속이 울렁거려요.	더터르 모하이 어르기즈 바이느	Дотор муухай оргиж байна.
두통이 있어요.	털거이 우두즈 바이느	Толгой өвдөж байна.
기분이 안 좋아요.	세트겔 타아귀 바이느	Сэтгэл тавгүй ба.
힘이 없어요.	야마르츠 후츠 알가	Ямар ч хүч алга.
신체부위		
오른쪽	바룽쭉	Баруун зүг
왼쪽	중쭉	Зүүн зүг
팔	가르	Гар
다리	헐	Хөл
손	가르 호로	Гар хуруу
손가락	가링 호로	Гарын хуруу
발	헐링 타와하잉 헤섹	Хөлийн тавхайн хэсэг
발가락	헐링 호로	Хөлийн хуруу
머리	털거이	Толгой
목구멍	올랑 홀라이	Улаан хоолой
등	노로	Нуруу
허리	벨후스	Бэлхүүс
가슴	체즈	Цээж
엉덩이	벅스	Бөгс
배	게데스 헤블리	Гэдэс хэвлий

한국어	몽골어 발음	몽골어
눈, 코, 귀, 입, 턱, 뺨	누드, 하마르, 치흐, 암, 에루, 하차르	Нүд, хамар, чих, ам, эрүү, хацар
피부	아리스	Арьс
몸 전체	부흐 비예	Бүх бие
	숫자	
1	네그	Нэг
2	허여르	Хоёр
3	고라와	Гурав
4	두르우	Дөрөв
5	타브	Тав
6	조르가	Зургаа
7	덜러	Долоо
8	나임	Найм
9	요스	Ес
10	아라브	Арав

일본어

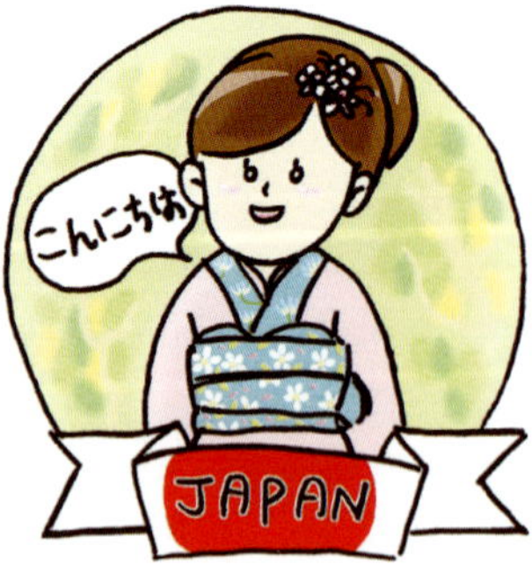

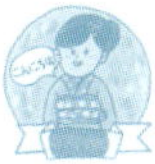

한국어	일본어 발음	일본어
인사		
안녕하세요?	곤니찌와(낮), 곤방와(저녁, 밤)	こんにちは, こんばんは。
무엇을 도와드릴까요?	도우나사이마시타까	どうなさいましたか?
기분이 어떠십니까?	키분(붕)와도우데스까	きぶんはどうですか?
네.	하이	はい。
아니요.	이이에	いいえ。
좋아요.	이이데스	いいです。(참고: 문맥에 따라 “No, thanks.”의 뜻도 있음)
싫어요.	이야데스	いやです。
괜찮아요.	다이죠부데스	だいじょうぶです。
많아요.	오오이데스	おおいです。
감사합니다.	아리가또(장음)고자이마스	ありがとうございます。
잠시만 기다려주십시오.	시바라쿠오마치쿠다사이	しばらくお待ちください。
확인해드리겠습니다.	고카쿠닌(닝) 사세테이타다키마스	ご確認(かくにん)させていただきます。
편안히 주무세요.	오야스미나사이	おやすみなさい。
내일 뵐게요.	마따아시따	またあした。
항상 건강하세요.	즛또겡끼데이테쿠다사이	ずっと元気(げんき)でいてください。
무사히 귀국하세요.	도우쭈(장음)오키오쯔케떼 오카에리쿠다사이	道中(どうちゅう)お気(き)をつけてお帰(かえ)りください。
편안한 여행 되세요.	도우조요이고료코(장음)오	どうぞよいご旅行を。
건강 상태는 어떠세요?	오카라다노 구아이와 이카가데스까	お身体(からだ)の具合(ぐあい)はいかがですか?

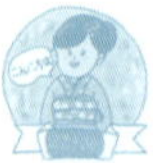

한국어	일본어 발음	일본어
아픈 곳이 있으신가요?	이따이토코로아리마스까	いたいところありますか?
괜찮으세요?	다이죠부데스까	だいじょうぶですか?
증상		
(여기가) 아파요	이따이	いたい。
어지러워요.	메마이가스루	めまいがする。
속이 울렁거려요.	하키케가스루	吐(は)き気(け)がする。
두통이 있어요.	즈쯔우가스루	ずつう(頭痛)がする。
기분이 안 좋아요.	키분(붕)가와루이	きぶんがわるい。
힘이 없어요.	겐키가나이	元気(げんき)がない。
신체부위		
오른쪽	미기	みぎ(右)
왼쪽	히다리	ひだり
팔	우데	うで(腕)
다리	아시	あし(足, 脚)
손	테	て(手)
손가락	유비	ゆび(指)
발	아시	あし(足) 보통 발과 다리는 문맥이나 한자 구분
발가락	아시노유비	あしのゆび
머리	아따마	あたま
등	세나까	背中(せなか)
허리	코시	こし(腰)
가슴	무네	むね(胸)
엉덩이	오시리	おしり

한국어	일본어 발음	일본어
배	오나까, 하라	おなか, はら
목구멍	노도	のど(喉)
피부	하다	肌(はだ)
몸전체	젠신	全身(ぜんしん)
	숫자	
1	이찌	いち
2	니	に
3	산	さん
4	시, 욘	し、よん
5	고	ご
6	로쿠	ろく
7	시찌	しち
8	하찌	はち
9	쿠, 큐우	く、きゅう
10	쥬(우) - 장음	じゅう

중국어

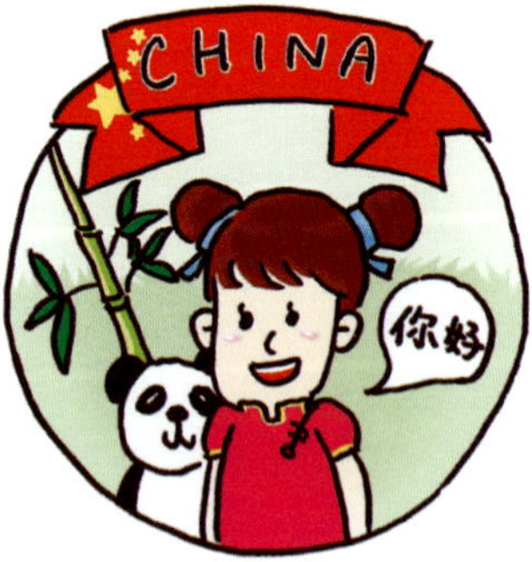

한국어	중국어 발음	중국어
인사		
안녕하세요?	니하오	你好?
무엇을 드릴까요?	니쉬야오빵주마	你需要帮助吗?
기분이 어떠십니까?	니씬칭전머양	你心情怎么样?
네.	스	是。
아니요.	부스	不是。
좋아요.	하오	好。
싫어요.	뿌하오	不好。
괜찮아요	메이꽌시	没关系。
많아요.	뚜어러	多了。
감사합니다.	씨에씨에니	谢谢你。
잠시만 기다려주십시오.	칭샤오덩이후얼	请稍等一会儿。
확인해드리겠습니다.	워빵니츄에런이씨아	我帮你确认一下。
편안히 주무세요.	완안	晚安。
내일 뵐게요.	밍티엔찌엔	明天见。
항상 건강하세요.	쭈니찌엔캉	祝你健康。
무사히 귀국하세요.	쭈니순리후이구어	祝你顺利回国。
편안한 여행 되세요.	쭈니이루쑨펑	祝你一路顺风。
어디가 불편하세요?	니날뿌슈푸	您哪儿不舒服?
아픈 곳이 있으신가요?	니나리통?	您哪里痛?
괜찮으세요?	니하이하오마	你还好吗?

한국어	중국어 발음	중국어
증상		
(여기가) 아파요.	(쩔)통	(这儿)痛。
어지러워요.	토우윈	头晕。
속이 울렁거려요.	워주에더어씬	我觉得恶心。
두통이 있어요.	워요우토우통	我有头痛。
기분이 안 좋아요.	워씬칭뿌하오	我心情不好。
힘이 없어요.	워메이찐 / 워메이리치	我没劲。／我没力气。
제가 기침을 합니다.	워커쏘우	我咳嗽。
제가 고열이 있습니다.	워요우까오르어	我有高热。
신체부위		
오른쪽	요우삐엔	右边
왼쪽	주오삐엔	左边
팔	끄어보어	胳膊
다리	퉤이	腿
손	쇼우	手
손가락	쇼우즈	手指
발	쟈오	脚
발가락	쟈오즈	脚趾
머리	토우	头
등	뻬이뿌	背部
허리	야오뿌	腰部
가슴	숑뿌	胸部
엉덩이	툰뿌	臀部
배	푸(fu)뿌	腹部

한국어	중국어 발음	중국어
목구멍	호우롱	喉咙
피부	피푸(fu)	皮肤
몸전체	정거션티	整个身体
	숫자	
1	이	一
2	얼	二
3	싼	三
4	쓰	四
5	우	五
6	료	六
7	치	七
8	빠	八
9	지요우	九
10	스	十
	증상	
멍	즈으반	紫瘢
출혈	츄슈에	出血
두통	토우통	头疼
혈압	슈에야	血压
알레르기	꾸워민	过敏
여드름	또우또우	痘痘
충혈	총슈에	充血
기침	커쏘우	咳嗽
상처	썅코우	伤口

한국어	중국어 발음	중국어
기타		
내과	네이커	内科
외과	와이커	外科
성형외과	쩡씽와이커	整形外科
가정의학과	찌아팅이슈에커	家庭医学科
비뇨기과	미니아오커	泌尿科
산부인과	푸커	妇科
소아과	씨아오얼커	小儿科
안과	옌커	眼科
이비인후과	얼삐호우커	耳鼻喉科
치과	야커	呀科
피부과	피푸커	皮肤科

베트남어

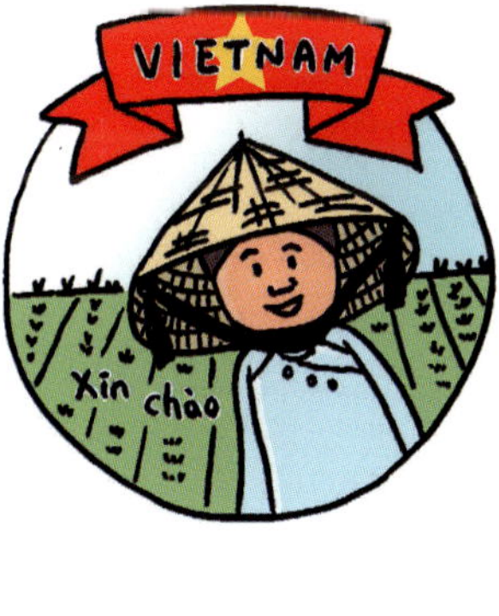

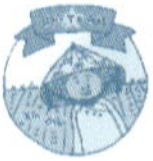

한국어	베트남어 발음	베트남어
인사		
안녕하세요?	씬 짜오	Xin chào?
무엇을 도와드릴까요?	또이 꼬테 줍 지 드억	Tôi có thể giúp gì được?
기분이 어떠십니까?	깜 터이 데나오	Cảm thấy thế nào?
네.	자	Dạ.
아니요.	콤	Không.
좋아요.	틱	Thích.
싫어요.	콤 틱	Không thích.
감사합니다.	씬 깜언	Xin cảm ơn.
잠시만 기다려주십시오.	쩌 못 쭛	Chờ một chút.
확인해 드리겠습니다.	데 또이 끼엠 짜	Để tôi kiểm tra.
편안히 주무세요.	쭉 응우 응온	Chúc ngủ ngon.
괜찮아요.	콤 사오	Không sao.
많아요.	니에우	Nhiều.
내일 뵐게요.	마이 갑 라이	Mai gặp lại .
다음에 또 뵙겠습니다.	헨 갑 라이	Hẹn gặp lại.
항상 건강하세요.	쭉 쓱 퀘	Chúc sức khỏe.
베트남으로 무사히 귀국하세요.	붸 비엣 남 안 또안	Vê Việt Nam an toàn.
편안한 여행되세요.	쭉 디 쥬릭 브이 붸	Chúc đi du lịch vui vẻ.
어디가 아프세요?	다우 어 더우	Đau ở đâu?
아픈 곳이 있으신가요?	꼬 지 다우 옴 콤	Có gì đau ốm không?
괜찮으세요?	콤 싸오 아	Không sao à?

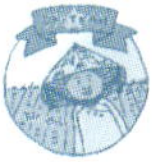

한국어	베트남어 발음	베트남어
증상		
(여기가) 아파요.	다우 (어 더이)	Đau (ở đây).
어지러워요.	쫑 맛	chóng mặt.
두통이 있어요.	다우 더우	Đau đầu.
기분이 안 좋아요.	콤 브이	không vui.
속이 울렁거려요.	쫌 붕 논 나오	Trong bụng nôn nao.
힘이 없어요.	콤 꼬 쓱	Không có sức.
신체부위		
오른쪽	벤 파이	Bên phải
왼쪽	벤 짜이	Bên trai
팔	까잉 따이	Cánh Tay
다리	쩐	Chân
손	반 따이	Bàn Tay
발	쩐	Chân
머리	더우	Đầu
뒷목	꼬 사우	gáy
목(목앞 또는 목구멍)	꼬(가이/홍)	Cổ (gáy / họng)
등	릉	Lưng
허리	에오	Eo
가슴	응윽	Ngực
엉덩이	몽	Mông
배	붕	Bụng
눈, 코, 귀, 입, 턱, 뺨	맛/무이/모이/따이/깜/마	Mắt/mũi/môi/tai/cằm/má

한국어	베트남어 발음	베트남어
피부	자	Da
몸	꺼 테	Cơ thể
	숫자	
1	못	Một
2	하이	Hai
3	바	Ba
4	본	Bốn
5	남	Nam
6	사우	Sáu
7	버이	Bảy
8	땀	Tám
9	찐	Chín
10	므어이	Mười
	증상	
기침	호	Ho
가래	덤	Đờm
호흡곤란	코 터	Khó thở
배뇨곤란	코 칸 디 띠에우	Khó khăn đi tiểu
상복부 통증	다우 붕 짼	đau bụng trên
하복부 통증	다우 붕 즈어이	Đau bụng dưới
복통	다우 붕	Đau bụng
두통	다우 더우	Đau đầu
뒷목 통증	다우 꼬 사우	Đau cổ sau
요통	다우 릉	Đau lưng

한국어	베트남어 발음	베트남어
무릎 통증	다우 더우 고이	Đau đầu gối
인후통	다우 꼬 홍	Đau cổ họng
발열	비 솟	Bị sốt
시야 흐림	떰 맛 콤 조오	Tầm mắt không rõ
식욕감퇴	쓱 안 잠 숫	Sức ăn giảm sút
저린 느낌	비늑	Bị nhức
구역질	스 부온 논	Sự buồn nôn
설사	버잉 띠에우 짜이	Bệnh tiêu chảy
난청	낭 따이	Nặng tai
어지럼증	스 쫑 맛	Sự chóng mặt
두근거림	덥 팅 틱	Đập thình thịch
가려움증	버잉 응으어	Bệnh ngứa
부종, 부기	쯩 푸 네	Chứng phù nề
통증	쯩 다우	Chứng dau
감기	깜	Cảm
콧물	느억 무이	Nước mũi
고혈압	까오 후이엣 압	Cao huyết áp
피부염	뷔엠 자	Viêm da
당뇨병	띠에우 드엉	tiểu đường
혹, 종괴	코이 우	Khối u

기타		
고	까오	Cao
저	텁	Thấp
발현	테 히엔 자 응오아이	biểu hiện

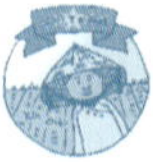

한국어	베트남어 발음	베트남어
임신	꼬 타이	Có thai
숨을 크게 들이쉬세요.	터 바오 또	Thở vào to.
체중	쫑 르엉 꺼 테	Trọng lượng cơ thể
병원	버잉 비엔	Bệnh viện
의사	박 시이	Bác sĩ
간호사	이 따	Y tá

필리핀어

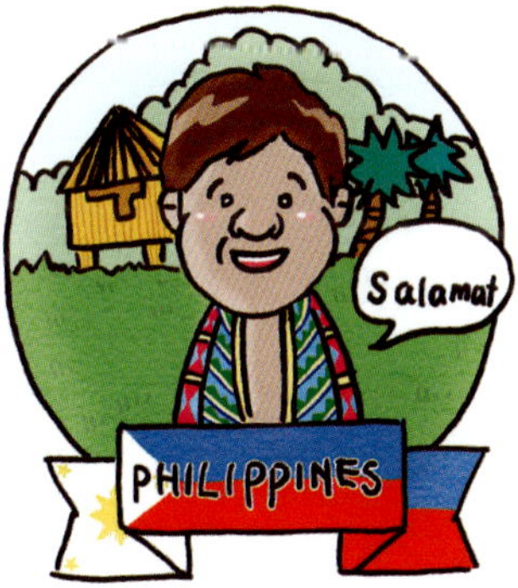

한국어	따갈로그어	비사야어
* 필리핀의 공식언어는 영어와 따갈로그어이며, 비사야어는 필리핀 남부지역(비사야)의 지방언어이다.		
증상		
기침(cough)	이노-우부	우부
가래(sputum, phlegm)	플레마스	루각 플레마스
호흡곤란(dyspnea)	마히랍-호밍아	리소드-긴하와
배뇨곤란(dysuria)	마히랍-우미히	리소드-망이히
상복부 통증(epigastric pain)	사킷-식모라	사킷-고또고또
하복부 통증 (hypogastric pain)	사킷-부스온	사킷-부스-온 [* 음절 길이 차이에 유의]
복통(abdominal pain)	마사킷-앙띠한	사킷-띠한
두통(headache)	마사킷-앙울루	라받울루(= 사킷울루)
뒷목 통증 (neck pain, nuchal pain)	마사킷-앙리익	사킷-리오그
요통, 윗쪽 (upper back pain)	마사킷-앙리꿋	사킷-리꾸웃
요통, 아래쪽 (lower back pain)	마사킷-앙바이왕	사킷-하와악
무릎 통증(knee pain)	마사킷-앙뚜홋	사킷-뚜홋
인후통(sore throat)	마가띠-앙-라라무난	아랏-또똔난
발열(fever)	마사킷-앙울루	힐라낫
시야 흐림(blurred vision)	말라부-앙-빠니니	할랍-반난아웁
식욕감퇴 (anorexia, loss of appetite)	왈랑-가낭-고마인	왈라잇-가나-뭇가온
저린 느낌(numbness)	만힌	빈홋
구역질(nausea)	나힐룩	날리이-뽄

한국어	따갈로그어	비사야어
설사(diarrhea)	낙-따따인	갈리방아
난청(hearing difficulty)	왈랑-반디닉	딜리-가둥웃
어지럼증, 현훈(dizziness)	힐록	리뽀은
두근거림(palpitation)	까바	꿀박
가려움증(itch, pruritus)	가띠	가뚤
부종, 부기(edema)	나마마가	후뻔
통증(pain)	사킷	
감기(common cold) 콧물 (rhinorrhea, runny nose)	씨-폰	하이-블라드
질환		
고혈압(hypertension)	마-따이스-앙	사킷-사바닛
피부염(dermatitis)	사킷-사발랏	
당뇨병(diabetes)	다이아비디스	
갑상선종(goiter)	고이터	
혹, 종괴(mass)	부꿀	
기타		
고(high)	마따-아스	따-아스
저(low)	다마마가	모봉
발현(onset)	가일란	가누사
임신(pregnancy)	본띠스	부루스-온-본띠스
(청진할 때) 숨을 크게 들이쉬세요. (Take a deep breath.)	후밍아-낭-말라림	긴하와-라움
체중(body weight)	딤방	

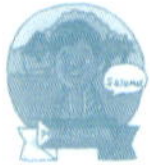

한국어	따갈로그어	비사야어
병원(hospitoal)	호스피탈	
의사(doctor)	독토르	
치과의사(dentist)	덴티스트	
간호사(nurse)	널스	